U0198184

器官移植超声实践基础

Foundation and Practice of Organ Transplantation Ultrasound

主　　编　唐　缨

副 主 编　武红涛　于慧敏

编　　者　(以姓氏笔画为序)

于慧敏　牛宁宁　刘清华　杨木蕾

张国英　武红涛　唐　缨

秘　　书　刘　洋

编者单位　天津市第一中心医院

人民卫生出版社

·北　京·

版权所有，侵权必究！

图书在版编目（CIP）数据

器官移植超声实践基础 / 唐缨主编 . —北京：人民卫生出版社，2020.11

ISBN 978–7–117–30588–4

Ⅰ. ①器…　Ⅱ. ①唐…　Ⅲ. ①器官移植 – 超声波诊断　Ⅳ. ①R617

中国版本图书馆 CIP 数据核字（2020）第 194838 号

人卫智网	www.ipmph.com	医学教育、学术、考试、健康，购书智慧智能综合服务平台
人卫官网	www.pmph.com	人卫官方资讯发布平台

器官移植超声实践基础

Qiguanyizhi Chaosheng Shijian Jichu

主　　编：唐　缨
出版发行：人民卫生出版社（中继线 010-59780011）
地　　址：北京市朝阳区潘家园南里 19 号
邮　　编：100021
E - mail：pmph @ pmph.com
购书热线：010-59787592　010-59787584　010-65264830
印　　刷：北京盛通印刷股份有限公司
经　　销：新华书店
开　　本：889 × 1194　1/32　　印张：5.5
字　　数：153 千字
版　　次：2020 年 11 月第 1 版
印　　次：2021 年 2 月第 1 次印刷
标准书号：ISBN 978-7-117-30588-4
定　　价：89.00 元
打击盗版举报电话：010-59787491　E-mail：WQ @ pmph.com
质量问题联系电话：010-59787234　E-mail：zhiliang @ pmph.com

序

器官移植被誉为21世纪的医学,其成就已越来越为大家所认识和肯定。它的出现使医学从单纯的延长患者生命提高到恢复患者生活质量,这是现代器官移植带给人类的伟大贡献。器官移植过程复杂,无论从术前对供受体的评估,术中实时监测到围手术期并发症的监测及术后长期随访等,超声医学因其实时无创、精准高效和可重复等优势,成为器官移植中首选的影像诊断方法。灰阶超声联合超声造影、弹性成像等新技术在移植器官组织形态学变化、血管血流动力学监测、移植器官的评价中为临床提供了越来越多有价值的信息,促进了器官移植手术安全性和疗效的不断提高。

随着临床对循证医学的重视,不仅超声医生,越来越多的外科医生、重症监护室医生对学习和使用超声的需求也日益增加。由于超声检查对操作者依赖程度高,技术水平不同,得出的结论可能差异较大。为了让超声和临床医生能够正确认识整个器官移植过程中的超声评价标准,掌握超声规范化的基本技术操作,作者结合从事器官移植超声检查20余年的临床经验及受邀撰写中华医学会器官移植学分会器官移植超声诊断规范的经历,并组织天津市第一中心医院在器官移植领域有突出专长的中青年业务骨干写就该书。该书理论与实践经验密切结合,详细阐述了术前供、受体的评估、术中实时动态监测移植器官血流动力学变化、术后并发症的诊断,内容包括肝移植、肾移植、胰腺移植、心脏移植及介入超声在器官移植中的应用。

由唐缨教授带领团队主编的《器官移植超声实践基础》是主编团队几十年从事移植工作的经验总结,该书图文并茂,内容翔实丰富,是一本实用性较强的参考书,也是从事器官移植的超声和临床医生难得的宝典,我向大家热忱推荐此书。相信该书的出版必将为我国超声医学在器官移植中的规范应用起到积极的推动作用,有感于此,特为作序。

梁萍

2020 年 6 月

前 言

器官移植是集合临床与基础多学科技术的高端医学领域，经过半个多世纪的发展，器官移植技术已经挽救了近百万罹患心、肝、肾等大器官终末期疾病患者的生命。在器官移植过程中，超声因其独特的优点和所提供的丰富诊断信息，已成为其临床诊断和治疗工作中首选的重要影像学检查手段。由于超声无创、便捷、准确，加上多普勒技术及实时超声造影技术，可在器官移植中发挥重要作用。二维超声可以无创地了解移植物的实质情况、管道结构、周围情况，彩色多普勒超声可以了解移植物血流动力学情况；超声造影则可以实时了解移植物的微血管及实质灌注情况，为器官移植术前评估、术中评判、术后监测发挥重要甚至是不可替代的作用。

当下器官移植事业蓬勃发展，为了满足我国超声专业人员和临床医生应用器官移植超声评价标准指导临床实践的迫切需要，在拥有天津市第一中心医院器官移植中心的丰富病例资源的背景下，结合我从事器官移植超声20余年的临床工作经验以及受邀撰写中华医学会器官移植学分会器官移植超声诊断规范的经历，组织我科在该领域有突出专长的中青年医生编著了本书，在总结近万例器官移植患者检查经验的基础上，全书共汇集了近200幅图片。本书有以下几个突出的特点：①主要反映了作者的实践经验，同时结合了国内外有关器官移植超声诊断学的最新理论与实践。②内容广，涉及肝移植、肾移植、胰腺移植、心脏移植及介入超声在器官移植中的应用。③详细阐述了术前供、受体的评估、术中实时动态监测移植器官血流动力学变化、术后并发症的诊断。同时对每种器官移植的手术方式都简明阐述，使临床与超声密切结合起来，对术后移植器官的血流监测很有帮助。④介入超声作为一种简便高效的有创诊疗手段，在器官移植过程中占据重要地位，它可用于明确移植器官的排斥反应程度、病变性质，还可降低梗阻、感染等并发症发生的风险，此外对于移植前、后恶性肿瘤的治疗有独到之处。⑤图文并茂，适合各年资超声专业人员及临床医生学习阅读。

本书突出了实用性，而且简明扼要，便于查阅，与临床实践关系密切。希望此书能成为对广大超声医生及临床医生有用的工作参考书，同时也为器官移植超声应用贡献自己的一份力量。编者对各自编写部分有较丰富的工作经验和深入的理解，同时参阅了大量国内外最新文献，基本反映了该领域目前的发展状况，感谢他们为本书出版付出的辛勤劳动，同时感谢梁萍教授百忙之中为本书作序，并向所有支持协助本书编写、出版的工作人员及各位同事表示由衷的感谢。

2020年6月

目录

第一章 肝移植超声诊疗常规

经过半个世纪的发展,肝移植术式由原位肝移植发展为劈离式肝移植、活体肝移植、辅助肝移植等多种术式,同时超声检查技术深入到肝移植的各个环节,包括术前供、受体肝实质、血管情况的评估;术中安全引导供肝切取,实时动态监测移植肝脏血流,及时发现异常血流情况,避免移植肝缺血损伤、流出道梗阻,保证移植肝正常的血流动力学;肝移植术后,彩色多普勒超声作为常规检查技术在无并发症移植肝的监测、并发症的检出及诊断中发挥着极为重要的作用。对于常规超声检查不能明确的肝内肿块、血管并发症,超声造影检查可诊断。另外,弹性成像及超微血管成像等超声新技术在肝移植术后的监测及诊断中也具有重要参考价值。

第一节 设备准备、调整及操作常规

超声诊断设备的正确选择及图像标准化调节是良好显示病变，提高诊断正确率的重要基础。

一、设备准备

超声诊断仪具备彩色及频谱多普勒功能，如具备实时超声造影功能，效果更好。术中及术后移植肝检查与术前常规腹部检查无异，均选用 3~5MHz 凸阵探头。儿童可选用 4~7MHz 线阵或凸阵探头。术中检查时根据患者情况，可选择探头频率以 5~12MHz 为宜。检查前仪器应清洁消毒，探头采用低温等离子消毒，术中超声探头及导线均套以医用无菌保护套。

二、图像调整

（一）灰阶图像调节

根据患者情况，调节图像显像深度一般 6~12cm 为宜，较胖者可适当增加深度，检查中实时调节增益、帧频、动态范围至图像质量最佳。

（二）多普勒参数调节

1. 血流增益 在进行彩色多普勒检查时，尤其对较小的、流速较慢的血管进行检测应加以注意，如果增益过大，会误认为紊乱血流；如果增益过低，色彩过于暗淡，甚至不能辨认。

2. 血流滤波 如滤波调节太低，血流周边的组织可能着色，影响对血流的辨别；如滤波调节太高，则应该被显示的血流信号亦被滤去，同样会影响血流的检测结果。

3. 速度范围 通过调节脉冲重复频率（PRF）来改变速度范围。当血流速度的最大频移超过脉冲重复频率的 1/2 时，就可产生频率混叠，在彩色血流的中心出现色彩倒错。提高 PRF 能够消除色彩倒错，有助于高速血流的显示。降低 PRF 则可显示慢速血流，如小血管或静脉血流的检测，应适当调低 PRF。然而，PRF 的调节亦将引起探测深度的变化，调高 PRF 可减小探测深度，使较深部位的图像信息丢失。

4. 帧率调节　脉冲重复频率与显像的帧率（frame rate）有关，减小彩色多普勒检查取样范围或提高脉冲重复频率可增加帧率。在彩色多普勒血流检测时，应缩小彩色检测的宽度，将彩色取样框置于重点感兴趣的部位。取样框过大或部位太深均会降低帧率，影响图像的实时显示。

5. 声束与血流夹角　声束与血流间的夹角越小，彩色血流显示越佳。血流检测时，声束与血流夹角 <60°。

6. 探头聚焦　探头聚焦区应置于所探测的水平或其远侧。聚焦区如置于近场，可使彩色多普勒的敏感性和空间分辨率下降。

7. 彩色基线调节　血流图中出现彩色倒错时，可使用彩色基线旋钮，移动彩色基线，使彩色倒错减轻或消失。

三、患者准备

患者需做空腹准备，成人检查前禁食水 8 小时以上。儿童一般禁食水 4~6 小时，需安静状态下检查，必要时给予镇静剂。

四、操作常规

腹部扫查采用平卧位结合左或右侧卧位。常用扫查切面包括右肋缘下、右肋间及剑突下纵、横及斜切面。常规使用消毒型耦合剂，避免探头直接接触伤口，不可避免接触伤口时需套无菌隔离套，防止伤口感染。

术中检查时，操作者按手术常规洗手、消毒、穿戴无菌手术衣、无菌手套，一手进行仪器操作、一手持无菌探头置于肝脏表面依据术式要求行肝脏扫查，探头与无菌套之间涂抹无菌耦合剂，保证充分贴合，排除气体干扰。探头与观测目标间以生理盐水作为介质。

第二节

术前超声评估要点及常规

一、供者肝脏评估常规

(一)肝实质检查

肝脏的大小、形态,实质回声是否均匀(有无弥漫性病变及占位性病变)。如果存在脂肪肝需初步判断程度,如果存在占位病变需指出病变位置、大小、血流及周围情况等,也要明确占位病变与血管关系,判断病变的性质(必要时结合其他影像学检查明确性质)。

(二)肝脏管状系统检查

1. 肝动脉的评估 肝动脉的变异较多,不同的变异,外科手术的分离方式也会不同,虽然超声检出肝动脉变异较为困难,主要依靠血管造影及 CT 重建明确变异类型,但是作为超声医生术前明确肝动脉变异的类型对术中及术后监测检查意义重大。肝动脉的解剖分型如下:

(1)正常解剖结构(肝总动脉发出胃十二指肠动脉和肝固有动脉,肝固有动脉发出肝动脉左右支)。

(2)替代肝左动脉(由胃左动脉发出),肝右动脉由肝固有动脉发出。

(3)替代肝右动脉(由肠系膜上动脉发出),肝左动脉由肝固有动脉发出。

(4)同时有替代肝左动脉(由胃左动脉发出)和替代肝右动脉(由肠系膜上动脉发出),无肝固有动脉。

(5)除正常肝固有动脉左右支外,有一支副肝左动脉。

(6)除正常肝固有动脉左右支外,有一支副肝右动脉。

(7)除正常肝固有动脉左右支外,同时有副肝左动脉和副肝右动脉。

(8)同时有副肝左动脉和替代肝右动脉或者副肝右和替代肝左动脉。

(9)肝固有动脉起源于肠系膜上动脉。

(10)肝固有动脉起源于胃左动脉。

2. 肝门静脉的分型及评估　门静脉的分型依据京都大学分型标准(图 1-1),推荐超声检查时提示门静脉分型(图 1-2),D、E 型不适合作为活体肝移植供者。

A 型:门静脉主干分支为门静脉左支和门静脉右支,右支又分为右前支和右后支。

B 型:门静脉左支、右前支和右后支形成三叉形。

C 型:门静脉分叉为左和右前两支,右后支单独起自主干。

D 型:门静脉分叉为左和右后两支,门静脉右前支起自门静脉左支。

E 型:门静脉主干先后分出右后支、左支之后继续延伸,最终分为Ⅴ段、Ⅷ段和Ⅳ段支。

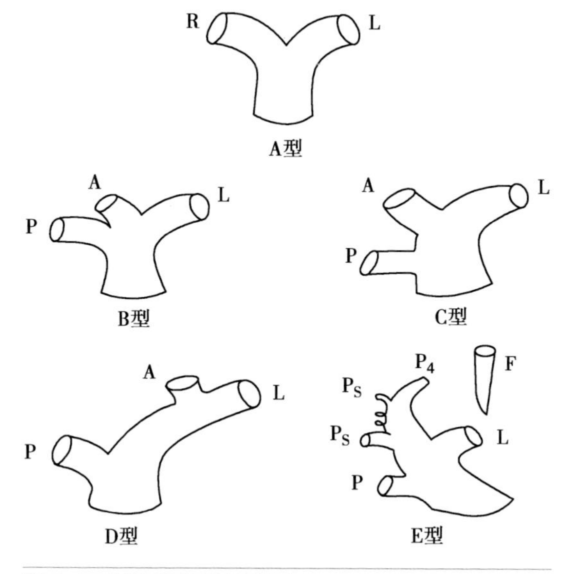

图 1-1　门静脉分型示意图

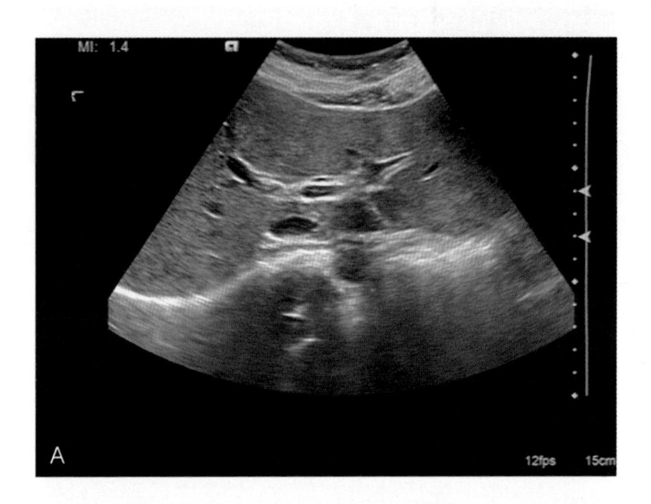
MI: 1.4
A
12fps
15cm

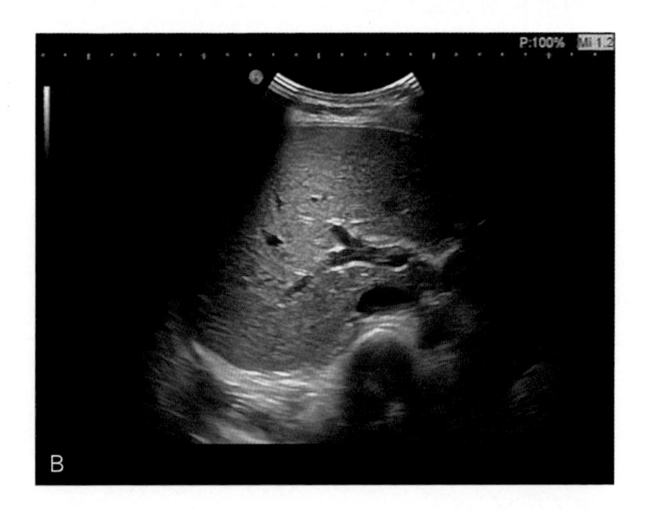
P:100%
B

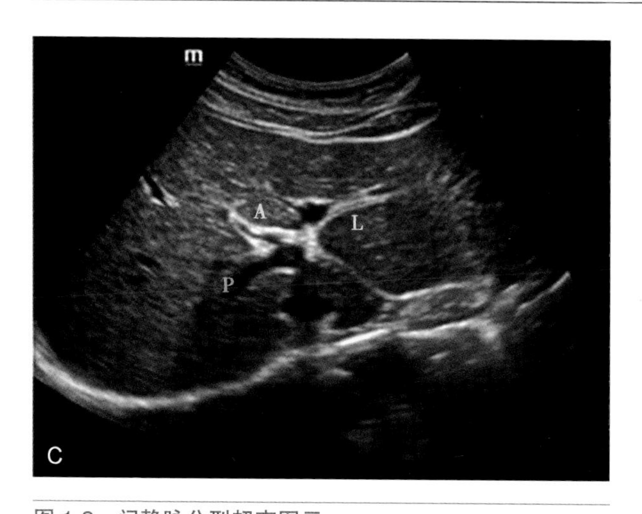

图 1-2 门静脉分型超声图示

A、B:A 型门静脉表现为门静脉主干分支为门静脉左支和门静脉右支,右支又分为右前支和右后支;C:B 型门静脉表现为门静脉左支、右前支和右后支形成三叉形

3. 肝静脉的分型及评估 活体肝移植中需要明确肝静脉分型,对肝静脉的评价需要考虑以下几点。

(1)肝静脉汇入下腔静脉的方式:肝静脉汇入下腔静脉的方式主要分两种类型,即肝左静脉(left hepatic vein,LHV)与肝中静脉(middle hepatic vein,MHV)共干后注入下腔静脉,肝右静脉(right hepatic vein,RHV)直接注入下腔静脉;LHV、MHV 及 RHV 分别注入下腔静脉。

(2)肝内每支肝静脉及分支的引流区域

1)肝静脉解剖分为三型:Ⅰ型,有粗大的 RHV 引流肝右叶的大部分,伴有小的或不伴右肝下副静脉;Ⅱ型,有中等大小的 RHV 和直径 0.5~1.0cm 的右肝下副静脉;Ⅲ型,只有引流Ⅶ段的短小的 RHV,伴随较粗大的 MHV 和粗大的右肝下副静脉。右肝下副静脉主要引流肝右后叶(Ⅵ和Ⅶ段),可为多支,直接注入下腔静脉,右半肝移植过程中,直径大于 3mm 的右肝下副静脉必须予以提示。

2)肝左叶静脉分为以下三型:Ⅰ型,左内叶静脉主要汇入肝左静脉；Ⅱ型，左内叶静脉既汇入肝左又汇入肝中静脉；Ⅲ型，左内叶静脉主要汇入肝中静脉。着重指出的是肝左静脉分型对儿童肝移植尤为重要，第Ⅳ肝段的血供及胆汁引流与左外侧叶关系密切。若将第Ⅳ肝段与右叶一起分离，则植入前必须将第Ⅳ肝段切除；若将第Ⅳ肝段与左外侧叶一起分离，而肝中静脉又保留在右半肝，则第Ⅳ肝段的肝静脉回流会受到影响，可能产生第Ⅳ肝段的肝静脉淤血或坏死，所以目前比较一致的观点是在劈离式供肝分离时，将第Ⅳ肝段作大部切除。如果术前明确第Ⅳ肝段可由副静脉引流至肝左静脉，则可将第Ⅳ肝段保留在左侧肝移植。因此，超声检查对第Ⅳ肝段肝静脉的回流血管定位非常重要，但主要依靠 CT 进行评估。

3）第三肝门的超声评估：位于腔静脉窝下段处，有右半肝或尾状叶的一些小短静脉至少 3~4 条，多至 7~8 条注入下腔静脉，其中常有大支，如右下副静脉收集右肝后下段静脉血回流（图 1-3）。

4. 胆道分型　超声对于胆道分型的评估存在局限性，仅在胆道存在扩张情况下易于观察其走行，有无变异，辅助评估分型，超声医生应掌握胆道分型，对于术中及术后针对性检查具有意义。胆道分型主要依靠供者术前 MRCP 检查。

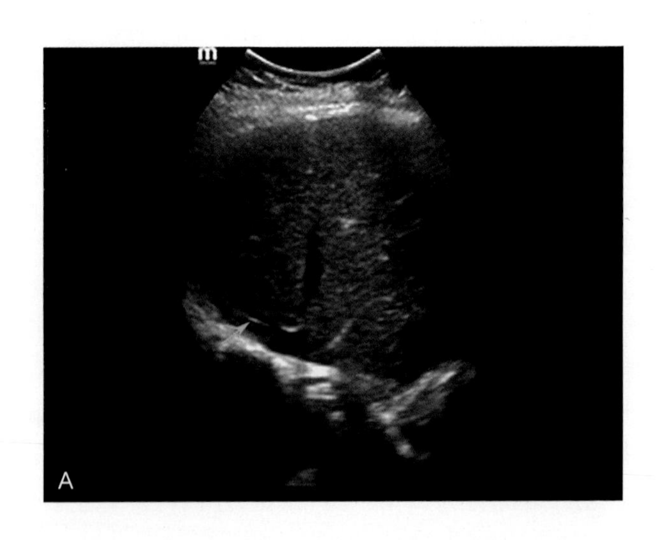

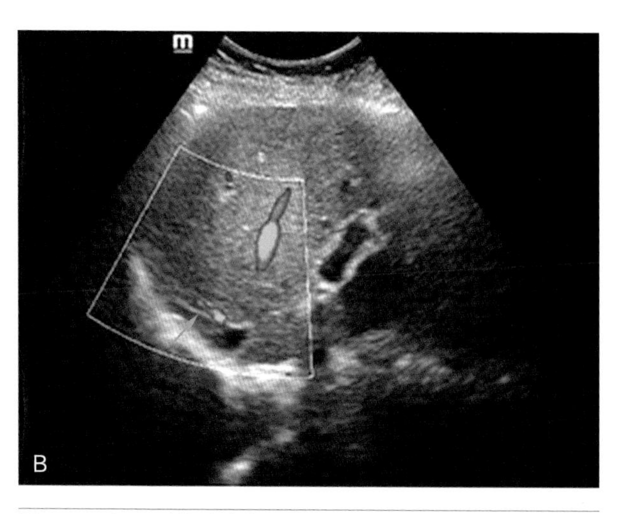

图 1-3　右下副静脉声像图

二、受者肝脏评估常规

（一）肝移植受者术前评估的目的

结合其他影像学检查排除有无肝移植的绝对及相对禁忌证，重点评估肝脏原发疾病，血管并发症，其次是心、肾功能及有无其他系统疾病，主要评估内容如下：

1. 肝实质　肝脏大小、形态，对于肝内占位性病变，重点评估其大小、数目及位置、肿瘤对肝脏血管及胆管等有无侵犯。鉴于米兰标准不适用于儿童，肝细胞肝癌的患儿检查重点是排除肝外转移、大血管侵犯而不是肿瘤大小和数目。

2. 肝动脉　重点了解肝动脉起源有无变异、恶性肿瘤是否侵犯肝动脉及侵犯的范围。

3. 肝静脉　重点观察肝静脉引流区域、汇入下腔静脉的方式及有无副肝右静脉及管径。了解恶性肿瘤是否侵犯肝静脉及下腔静脉，有无肝静脉及下腔静脉癌栓。值得注意的是多脾综合征患儿下腔静脉可能缺如。

4. 门静脉　重点观察门静脉及其分支情况，门静脉内径、有无血栓、癌栓、有无肿瘤的直接侵犯、侧支循环血管的开放部位、程度及门静脉血流动力学的状况。值得注意的是胆道闭锁的患儿会伴有先天性门静脉发育不良（图 1-4）或缺如。

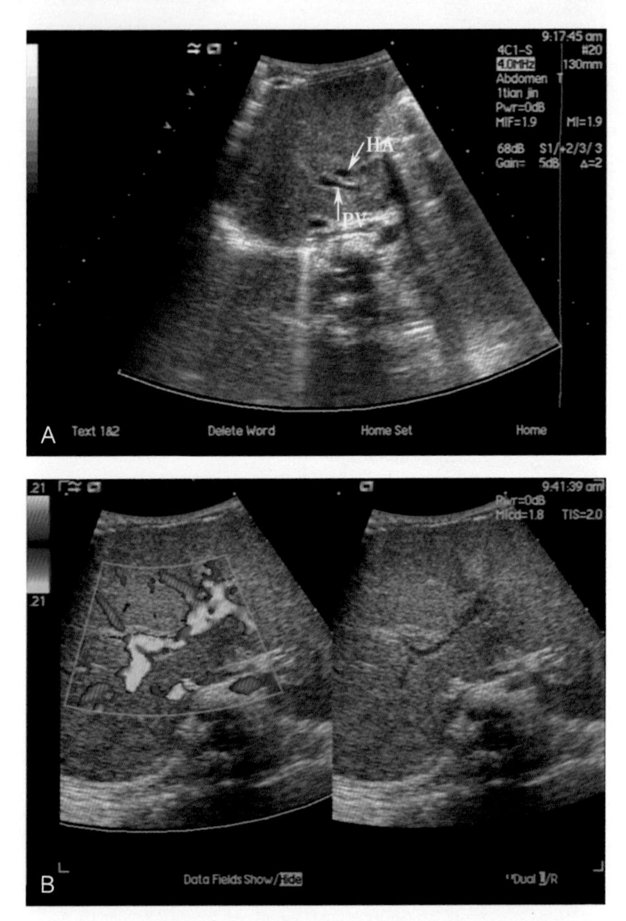

图 1-4　胆道闭锁患儿，门静脉发育不良，肝动脉粗大
A：二维图像显示门静脉与肝动脉管径相当；B：彩色多普勒显示粗大的肝动脉及窄细的门静脉血流

5. 胆道系统　观察胆道有无发育异常，儿童肝移植 50% 以上的病因是胆道闭锁；胆管有无扩张及引起胆管扩张的病因；肿瘤是否侵犯胆道及其部位、范围；有无正常胆囊（图 1-5）；肝门部胆管是否能显示清楚，有无条索样及团块样胆道（图 1-6）。

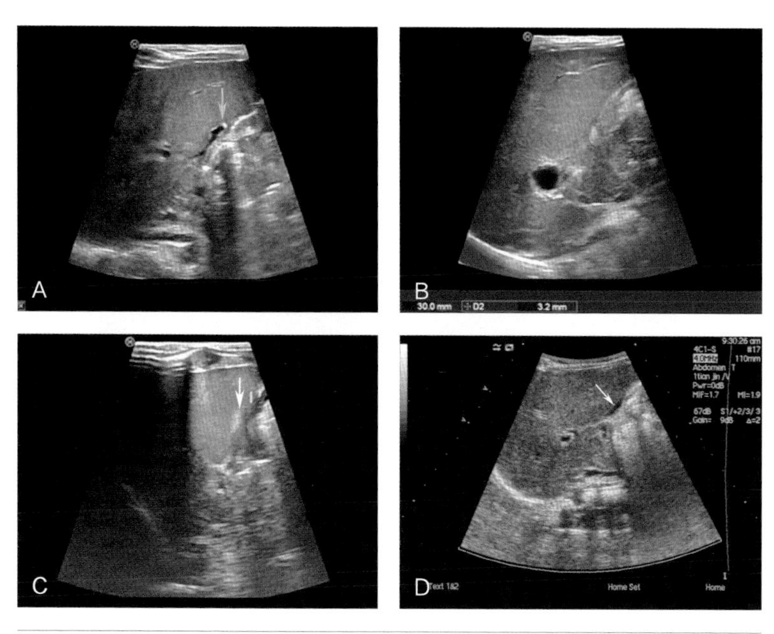

图 1-5 胆道闭锁胆囊声像图

A:皱瘪状;B:缝隙状;C:不规则状高回声,中央无腔隙;D:条索状

6. **其他脏器** 如脾脏大小,腹水的定量及性质,有无淋巴结及肝外其他器官转移。

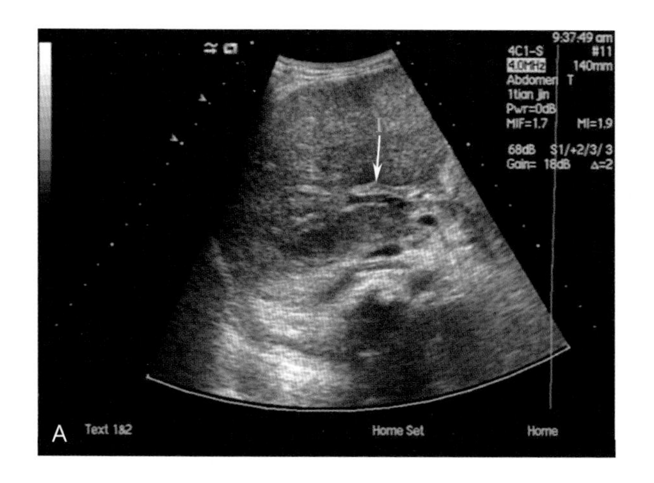

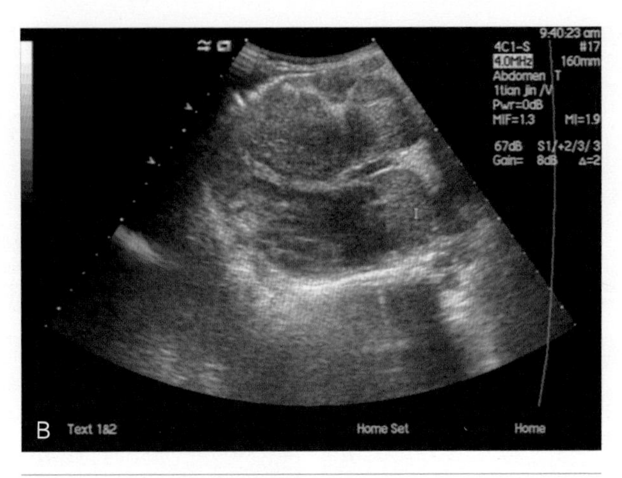

图 1-6　胆道闭锁胆道声像图

A:胆道呈“条索样”高回声;B:胆道呈“团块状”高回声

（二）终末期肝病血管并发症的超声评价

1. 门静脉高压相关血管并发症

(1)门静脉内血栓超声评估:可分为门静脉不完全阻塞;完全阻塞;门静脉附壁血栓表现(图 1-7)。

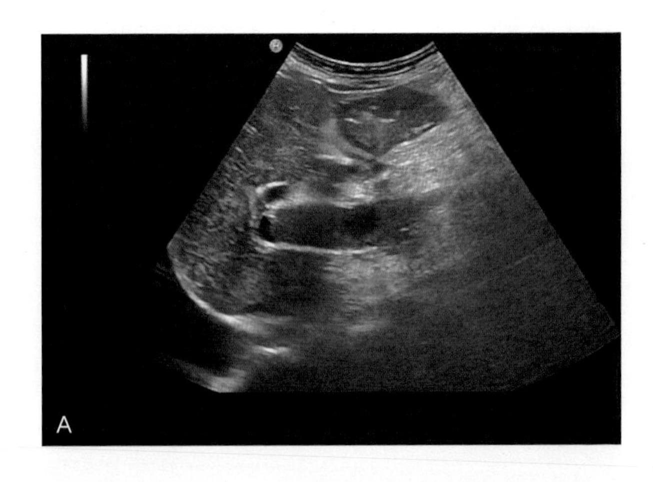

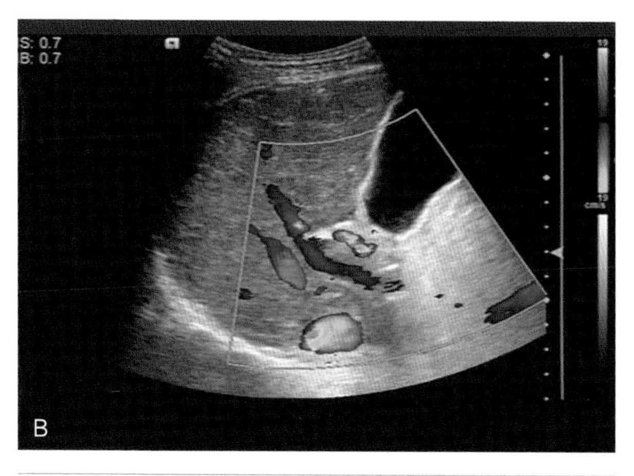

图 1-7 门静脉血栓超声表现

A:二维超声示门静脉腔内低回声及不均回声充填,内径增宽;B:彩色多普勒示血流变细,不完全阻塞

(2)门静脉海绵样变性超声评估:阻塞部位门静脉主干或分支的正常结构消失。门静脉表现为多条形态不一、弯曲的管状无回声结构,呈“蜂窝状”改变。该区域见深蓝色或暗红色血流信号(图 1-8)。

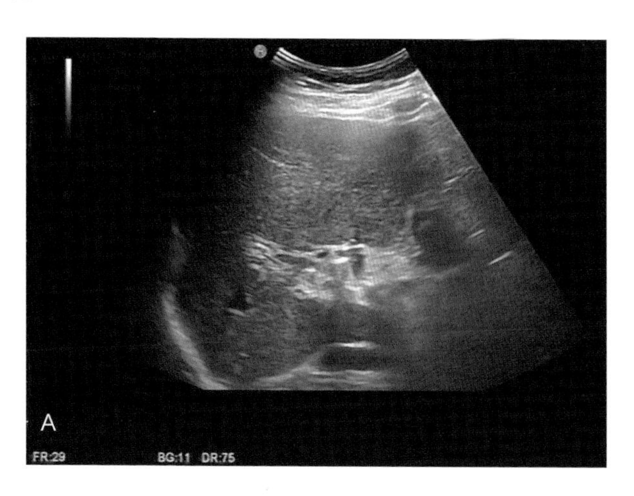

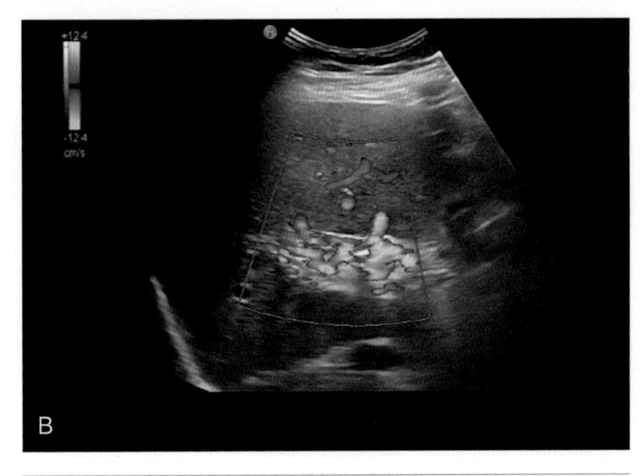

图 1-8 门静脉海绵样变超声表现

A:二维超声显示门静脉主干管腔结构不清;B:彩色多普勒表现为红蓝相间“蜂窝样”血流信号

(3)腹腔曲张静脉评估:包括分流部位,管腔内径,如门腔分流、脾肾分流、脾肺分流、通过食管下段的分流、脐静脉腹壁分流等(图 1-9)。

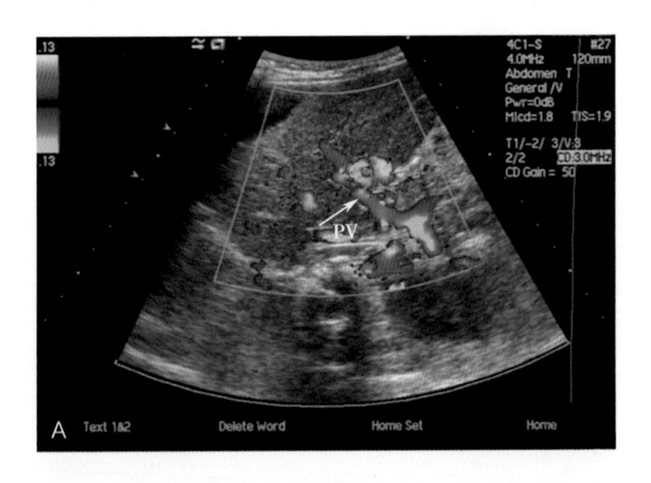

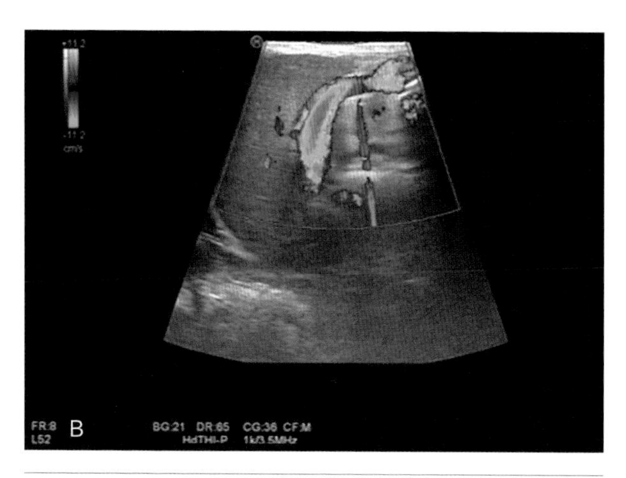

图 1-9 胆道闭锁患儿门静脉高压

A:门静脉呈离肝血流;B:脐静脉开放

2. 肿瘤的血管侵犯 超声需明确提示肿瘤血管受压移位、变细或是否侵犯血管,有无血管内瘤栓形成(图 1-10、图 1-11)。

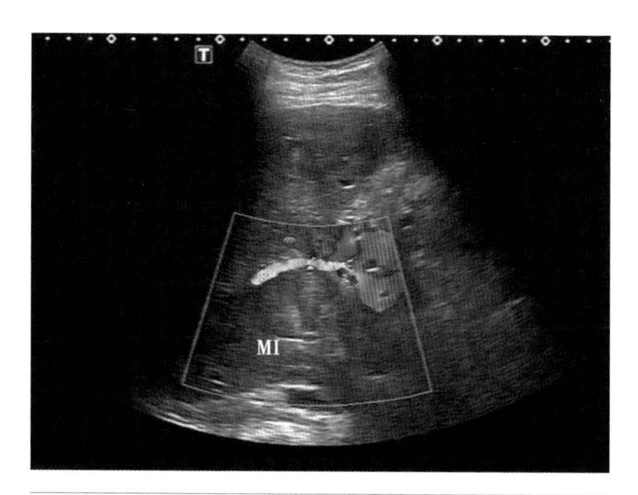

图 1-10 肝癌肝静脉受压变细,移位

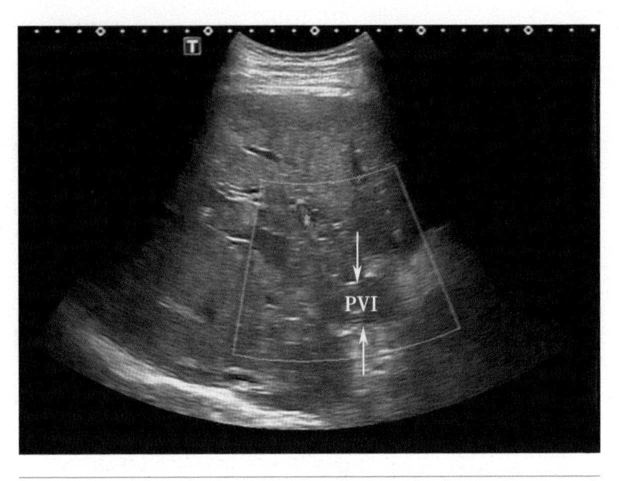

图 1-11　弥漫性肝癌门静脉癌栓形成

三、心、肾功能评估常规

（一）受体心脏功能评估

1. 超声心动图评价　测定各房室腔的大小；测定室壁厚度及运动幅度；左心室收缩功能评价；左心室舒张功能评价；估测肺动脉压。

(1) 左心室收缩功能评价：左心室射血分数（EF）：正常值60%~75%（安静平卧位时应 >53%）；每搏量（SV）：正常值 50~90L/min；心输出量（CO）：CO=SV × HR，正常值 3~6L/min 以上；左心室短轴缩短百分率（FS）：FS=（Dd–Ds）/Dd × 100%（Dd= 舒张末期内径，Ds= 收缩末期内径），正常值：25%~35%（图 1-12）。

(2) 左心室舒张功能评价：根据 2016 年美国超声心动图学会和欧洲心血管影像学会更新的关于超声心动图评估左心室舒张功能的建议，对于不合并某些特定疾病或心律失常的普通患者，该指南推荐用于识别舒张功能不全的四个指标及其临界值分别是：二尖瓣瓣环的 e′速度（室间隔 e′<7cm/s，侧壁 e′<10cm/s）；E/e′>14cm/s；左心房容积指数 >34ml/m^2；三尖瓣反流速度 >280cm/s。上述评估舒张功能的四个指标中，两者以上均未达到临界值，提示左心室舒张功能正常；两者以上均超过临界值，提示左心室舒张功能异常；如果恰好两者未达到临界值，则结论不可确定。

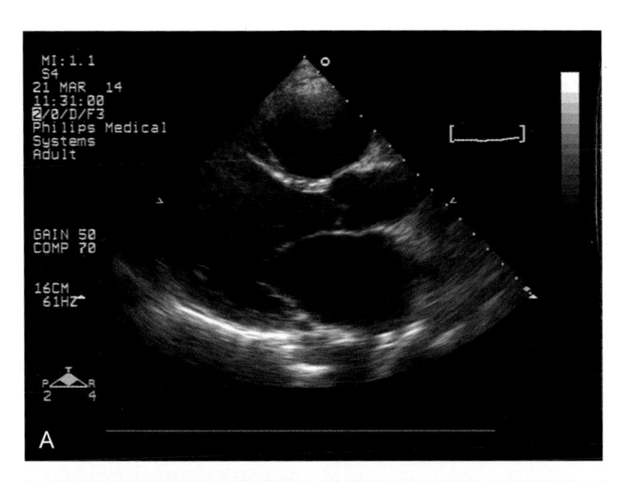

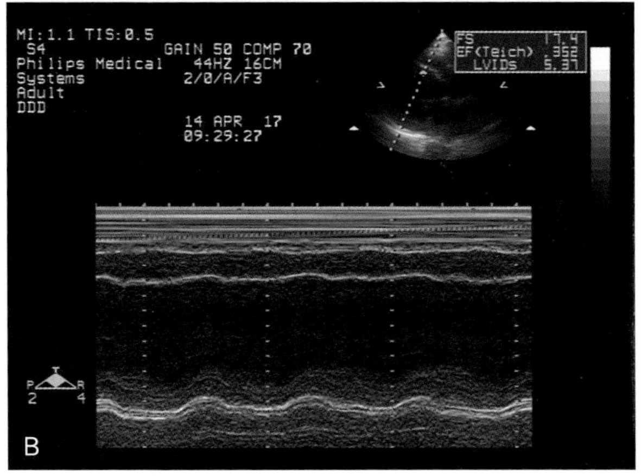

图 1-12　图示陈旧性心肌梗死

A：二维超声左心室长轴可见室间隔变薄、回声增强；B：M型可见室间隔运动幅度明显减低

(3)估测肺动脉压：通过三尖瓣反流法估测肺动脉收缩压，此法是较为公认的比较敏感和准确的方法。在右心室流出道无梗阻及肺动脉瓣无狭窄时应用连续多普勒测量三尖瓣最大反流速

度，换算成最大瞬间压力阶差，即右心房室之间最大压差（ΔP）。然后估算右心房压（RAP）：右心房大小正常，轻度三尖瓣反流，RAP ≈ 5mmHg（1mmHg=0.133kPa）；右心房轻度扩大，重度三尖瓣反流，RAP ≈ 15mmHg，正常人 RAP<7mmHg。

另外还可以通过肺动脉瓣反流法估测肺动脉舒张压及评估肺动脉平均压（PAMP）。

2. 常见心脏疾病超声评估　成人术前多见心脏病，如冠心病、瓣膜病、心律失常、心肌病等，终末期肝病患者存在明显的高动力循环，即肝硬化性心肌病（cirrhotic cardiomyopathy，CCM），这是一种在高动力循环基础上出现的心脏结构和功能的改变，表现为心肌超负荷和心肌收缩力下降，心肌收缩和舒张功能的损伤（图 1-13）。

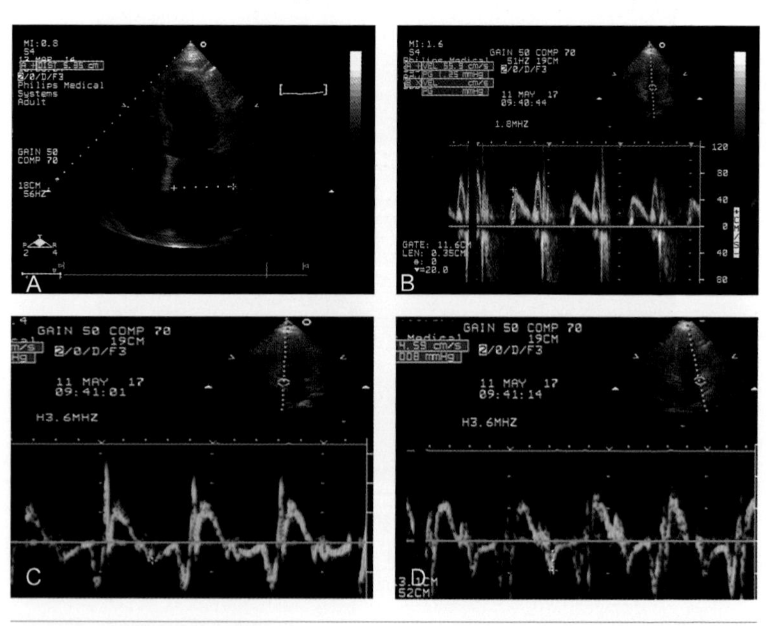

图 1-13　肝硬化性心肌病

A：四腔心切面可见左心房扩大；B、C、D：二尖瓣口血流及二尖瓣环组织运动提示左心室舒张功能减低

(二)受体肾功能评估

肝移植患者术后肾功能不良的发生与术前肾功能密切相关,对肾脏的评价是预防术后肾衰竭的重要方法之一。终末期肝病患者临床上常见并发肾脏疾病。

肝-肾综合征(HRS)是重症肝病患者在无肾脏原发病变的情况下发生的一种进行性功能性肾衰竭,常并发于重型肝炎和肝硬化晚期。其特征为:①肾脏无器质性病变,肾小管重吸收功能良好;②肝移植后肾功能可完全恢复,若将其肾脏移植于非肝病肾衰竭患者,移植肾的功能良好。文献报道,25%~100%的肝病患者合并有肾脏改变,包括肝-肾综合征、肝硬变相关性免疫复合物沉积以及各种肾小球和肾间质疾病等。

超声在肝移植术前的肾脏评估中起着重要的作用,其评价包括以下方面:

1. 肾脏结构的评估 检查肾脏的数目、位置有无异常,包括肾缺如、重复肾、异位肾、游走肾等。检查肾脏的大小、形态、结构有无异常,包括肾发育不良、马蹄肾、多囊肾等。

2. 肾脏血流的评估 应用彩色多普勒检测肾脏的血流情况,了解有无先天性血管变异,血流分布是否丰富,必要时可应用超声造影了解肾脏微血管情况。

3. 肾脏疾病的评估 检查有无肾脏结石、积水、肿瘤等情况。

(三)供体心、肾功能评估

供体心、肾功能评估内容基本同受体评估。

第三节

术中超声评估要点及常规

一、常见手术方式

目前肝移植常用术式包括:经典原位肝移植、背驮式原位肝移植、活体肝移植、劈离式肝移植及辅助性肝移植。

（一）经典原位肝移植

经典原位肝移植（orthotopic liver transplantation，OLT）即经典式肝移植或标准式肝移植，指切除病肝及肝后下腔静脉将供肝按原血管解剖植入受体的原肝部位的移植方法。经典原位肝移植包括病肝切除及供肝植入。病肝切除包括解剖第一肝门、切断肝脏周围的韧带、显露下腔静脉以及病肝切除。供肝植入包括供肝肝上下腔静脉吻合、供肝肝下下腔静脉吻合、门静脉吻合、肝动脉吻合以及胆管重建。目前各移植中心多采用经典非转流技术。注意事项：①供、受者的门静脉长度不宜过长，以免扭曲导致门静脉血栓；供、受者门静脉口径大小相差较大时，可将较小的门静脉作“鱼口状”整形。②当受者肝动脉有解剖异常、肝总动脉闭塞或肝动脉细小，不适合做吻合时，可将供者腹腔干动脉直接吻合于受者腹腔干上方的腹主动脉。如果供者的肝动脉不够长可利用供者的髂动脉进行搭桥，然后再吻合于受者腹主动脉。

（二）背驮式原位肝移植

背驮式原位肝移植（piggy back liver transplantation，PBLT）又称保留下腔静脉的原位肝移植，即在切除受者病肝时保留其下腔静脉，将供肝肝上下腔静脉与受者下腔静脉以一定方式吻合。其中供肝肝上下腔静脉与受者肝中、肝左静脉共同开口吻合的术式为经典的背驮式原位肝移植。儿童左外叶肝移植，最常见的方式是供者肝左静脉与受者肝左中右静脉成型。值得注意的是当受者病肝尾状叶肥大，下腔静脉被包围于该肝段内，使病肝切除时保留下腔静脉异常困难，容易大出血，不适合背驮式原位肝移植术式。尤其是部分巴德 - 吉亚利综合征患者，其尾状叶肥大往往较常见。背驮式原位肝移植由于保留了完整的肝后下腔静脉，术中无须完全阻断受体下腔静脉血液回流，手术过程受体血流动力学稳定。背驮式原位肝移植供肝植入由于采用供肝下腔静脉与受者下腔静脉端侧吻合，供肝肝下下腔静脉结扎。因此，整个移植过程只需作三个血管吻合口，较经典式肝移植术式少一个血管吻合口，从而降低手术复杂程度，减少手术时间。其缺点是少数病例会造成吻合口狭窄、扭转等问题。

（三）活体肝移植

右半肝移植是目前成年人间活体供肝的主要术式。同时该术式针对是否保留肝中静脉（MHV）又分为两种方法，不含MHV的右半供肝有利于供者剩余肝脏功能的恢复和术后康复，而含MHV的右半肝移植无疑可使受者获得更多的好处。活体右半肝移植主要包括病肝劈离及供肝的植入。活体右半肝移植供肝的植入过程类似于背驮式原位肝移植。主要包括：供体肝静脉与受体肝静脉的吻合、门静脉重建、肝动脉重建及胆道的重建，部分受者手术还包括肝中静脉的重建。

左外叶肝移植是儿童活体肝移植的主要术式。供肝重量的计算参考日本京都大学提出最低移植肝重量标准：即移植肝占受体体重（GW/RW）的比值应大于1.5%，但应小于4%。选择体积合适的供肝，供肝体积过小会导致小肝综合征，体积过大会增加门静脉血栓等并发症的发生。

（四）劈离式肝移植

劈离式肝移植利用全肝的一部分作为移植物，此移植物应含有足够数量的有功能的肝细胞以替代全肝在受体内发挥正常的功能，同时应具备适当的血管蒂、胆管及引流静脉。它将一个成年尸肝分成两部分，成为两个具有独立功能的移植物，分别移植给两个受者（其中一个往往是儿童，近年来两个成人受者亦有很大进展），故亦有人恰称其为“一肝二受”。这一术式关键之处在于最大限度地利用了供肝，增加了供肝的总数。劈离式肝移植术的核心在于供肝的分离和准备。

劈离式肝移植供肝植入的过程中右侧移植肝通常移植给成年受者，移植方法与经典原位全肝移植的手术方法基本相同；左侧移植肝的受者一般为儿童或体形较小的成人，移植方法与左外侧叶的背驮式原位肝移植相似。

（五）辅助性肝移植

辅助性肝移植（auxiliary liver transplantation，ALT）指在保留患者全部或部分肝脏的情况下，将供肝全部或部分异位或原位植入患者体内的手术方式，该手术的主要目的是使受体自身肝脏缺乏的代谢功能或解毒功能得到改善，或使受体严重衰竭的肝功能得到临时性改善。由肝炎、药物中毒及自身免疫等原因引起的暴发性肝功能衰竭（fulminant hepatic failure），如果患者能安全渡过危险期，肝可以完全再生，恢复正常功能。因此，如果施行原位肝移植，则有可能丧失使原肝重新恢复功能的机会，同时还要终身服用免疫抑制剂，且手术时机的选择也较困难，过早过晚都会带来无法挽回的后果。而辅助性肝移植可暂时替代原肝的功能，使原肝安全渡过坏死期，再生后逐渐恢复其原有功能。同样，对于肝大部分切除的患者，当保留肝不足以满足机体需要，辅助性肝移植术可以作为一种避免小肝综合征的治疗方式。辅助性肝移植按供肝植入部位可分为辅助性异位部分肝移植和辅助性部分原位肝移植。

二、术中超声评估要点及常规

（一）原位肝移植

原位肝移植包括经典原位肝移植和背驮式原位肝移植，供肝血管重建后，即刻检查血管通畅情况，检测移植肝血流动力学参数，包括：肝动脉收缩期峰值流速（S）、舒张末期血流速度（D）、肝动脉 S/D 值，门静脉、肝静脉管腔内径、流速及门静脉血流量，判断是否存在吻合口狭窄、有无血栓、血管痉挛、扭曲、流出道梗阻等问题，便于及时发现、及时处理，减少术后并发症，提高移植物存活率，改善患者术后生活质量。检查及诊断标准如下：

1. 肝动脉检测　沿门静脉走行检测肝动脉主干及左右分支，正常移植肝动脉呈收缩期陡直上升、舒张期持续有血流的搏动性频谱，收缩期峰值流速不低于 20cm/s，收缩期加速度时间 <0.08 秒，S/D 值大于 2。如果流速低于正常、S/D 增高，考虑肝动脉痉挛，可进行解痉处理；如果测不到肝动脉，可能由于血栓形成、压迫、扭转、内膜剥离及严重的痉挛等原因。如果流速低于正常，S/D<2，SAT>0.08 秒，呈“小慢波”表现，考虑肝动脉狭窄或部分阻塞。

2. 门静脉的检测　观察门静脉管腔及血流充盈情况，测量门静脉流速，正常参考值范围是不小于 15cm/s，不超过 120cm/s。如果流速减低，需要考虑血管弯曲、部分血栓形成或吻合口处狭窄。计算门静脉流量（PVF）流量，根据Moriyasu公式：

$$PVF=\pi \times r^2 \times 0.57Vmax \times 60$$

[r：移植肝门静脉半径（cm），Vmax：门静脉流速（cm/s）]

临床上推荐门静脉流量正常参考值，儿童PVF大于50ml/(min·100g)，小于260ml/(min·100g)。成人PVF不大于200ml/(min·100g)。门静脉流量过高可能出现小肝综合征（small-for-size syndrome，SFSS），术中可采取切脾、门静脉-下腔静脉分流、结扎旁路血管等减少血流量，通过彩色多普勒超声检测是否门静脉流量减少至正常。门静脉流量过低时重视寻找侧支分流血管或采取移植肝减体积。

3. 肝静脉的检测 在距第二肝门2cm以内测量各支肝静脉流速及频谱形态，肝静脉流速应不低于15cm/s，频谱为两相或三相波，如果肝静脉呈单相波，检查是否有肝静脉血栓、肝脏位置偏移或旋转、第二肝门受压等所致的肝脏流出道梗阻的因素，同时测量吻合口流速及观察频谱形态。

（二）劈离式及活体肝移植

1. 确定劈肝线 供体劈肝前行如下检查。

（1）观察肝脏实质，测量肝脏各血管血流动力学指标。重点显示肝中静脉情况及其粗大属支走行，应标记5mm以上属支的起源及走行，确定需离断及重建的血管。并检查有无右后下静脉，提供其解剖学信息，包括内径、走行及其与肝中静脉的关系，为外科医生确定劈肝线提供参考。行术中超声检查前，可以先参考CT、MRI等影像学检查资料综合评价。

（2）协助确定劈肝线，需避开大血管，电刀予以肝表面标记（图1-14）。需要注意的是，活体肝移植术中选择劈肝线要尽可能满足供、受体双方的需要，根据推荐移植物重量与受体体重比（graft-recipient weight ratio，GRWR），成人GRWR大于2%、小于3%的标准决定劈肝线相对于肝中静脉的位置。儿童劈肝线的确定重点了解第Ⅳ肝段的肝静脉回流，明确供肝第Ⅱ、Ⅲ、Ⅳ肝段门静脉及肝静脉的解剖。

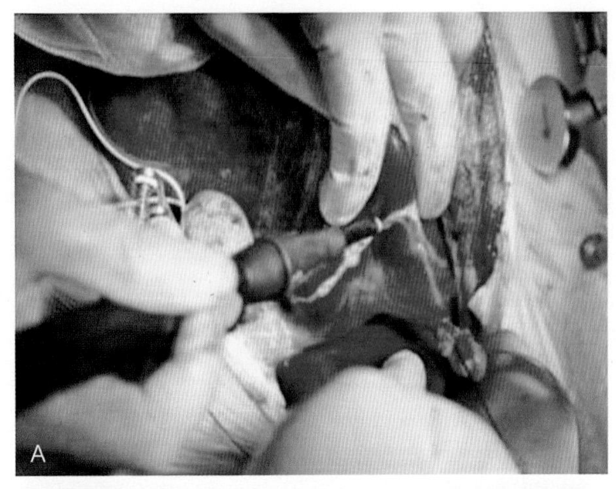

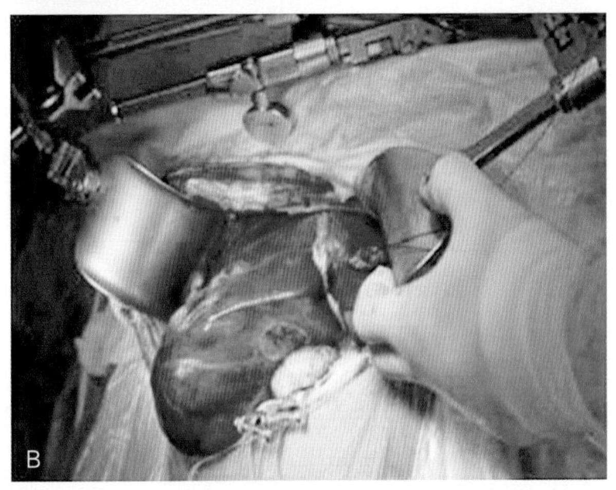

图 1-14 通过术中超声确定切取线并进行标记

2. 供者保留肝检查 重点检查保留肝脏实质回声,肝断面有无缺血或淤血区域;肝内血流情况,发现门静脉血栓、血管残端处狭窄等。

3. 移植肝检查 在血管重建后和关腹后分别进行检查,测量血流参数基本同原位肝移植术。检测部位略有不同,对于左外叶肝移植,门静脉流速一般在矢状部测量,肝动脉在门静脉两侧检测。对于全肝移植,需检测血管主干及肝内左、右叶血管分支情况。需注意以下内容:

(1)在儿童左外叶肝移植术中,由于儿童血管直径小,供受体血管直径不匹配,供肝摆放位置等原因,易造成吻合血管走行成角,注意观察血流动力学变化。

(2)受体关腹后腹腔内压力增高,重视对移植肝血流动力学的检测,特别是预防流出道梗阻的发生。

(三)辅助性肝移植

辅助肝移植受体保留肝脏部分及供肝部分需同时检测,检查内容同活体肝移植。

第四节 术后超声评估要点及常规

一、监测时间

1. 受者移植肝超声检查 术后第1周,每日行常规超声检查,然后根据病情需要行超声检查;必要时行超声造影检查。

2. 供者保留肝超声检查 术后24小时内行常规超声检查,然后根据病情需要行超声检查。

二、检查内容及诊断标准

(一)肝实质

测量肝脏大小,对于全肝供肝测量包括剑突下纵切显示腹主动脉切面测量上下径线,锁骨中线与右肋缘下交点处纵切面测量上下径线及肝脏前后径(肝右叶前缘止下腔静脉右缘)。对于儿童左外叶供肝,标准切面是纵切显示腹主动脉切面,测量前后径,然后探头旋转90° 测量上下径及左右径。评估肝脏的大小、形态,包膜是否光滑、观察肝实质回声。冷缺血及保存时间过长会造成肝损伤,因此特别注意术后早期肝包膜下实质回声。明确有无梗死区、液化坏死区及新生物。

（二）肝动脉

1. 检查部位　术式不同测量部位不同。全肝供肝于第一肝门区检测肝动脉血流；左外叶供肝于门静脉矢状部旁检测肝动脉血流；辅助式肝移植依次检查原保留肝及辅助肝的动脉。同时观察肝内、外动脉通畅与否，观察频谱形态，判定是否存在狭窄。

2. 正常肝动脉频谱　多普勒超声表现为舒张期持续有血流的搏动频谱，收缩期峰值流速（PSV）范围在25~100cm/s之间，肝动脉S/D>2，收缩期加速度时间（SAT）<0.08秒（图1-15）。

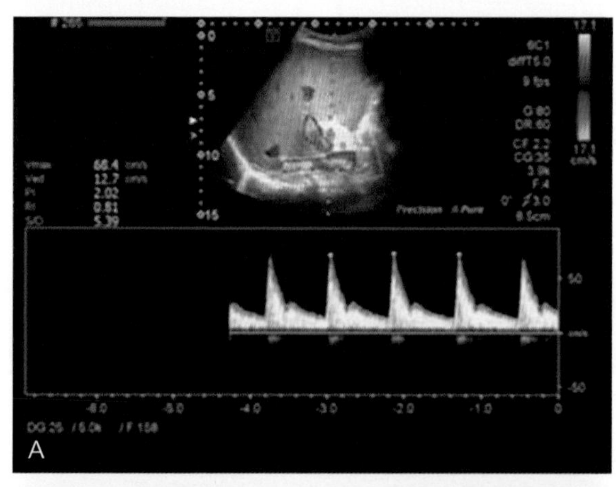

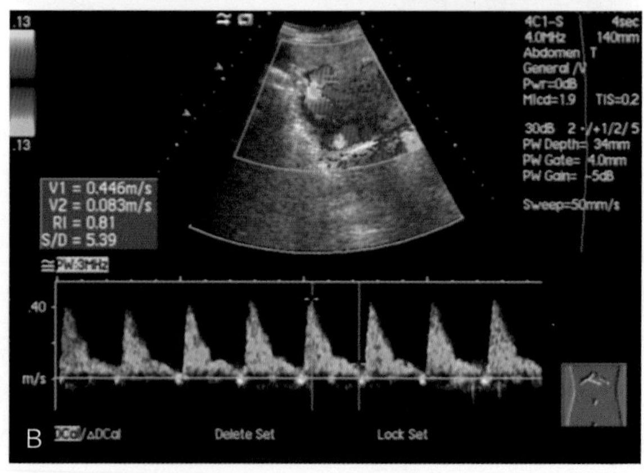

图1-15　肝移植术后正常肝动脉频谱

A：成人全肝供肝肝动脉频谱；B：儿童左外叶供肝肝动脉频谱

（三）门静脉

1. 检查部位 术式不同测量部位不同，全肝移植扫查门静脉主干及分支是否通畅，推荐于门静脉吻合口远端 0.5~1cm 范围内检测流速；左外叶肝移植测量门静脉供体侧、吻合口及受体侧流速；辅助式肝移植依次检查原保留肝及辅助肝的门静脉，主要评估有无吻合口狭窄、管腔内有无血栓。正常门静脉管壁光滑，管腔透声好(1-16)。

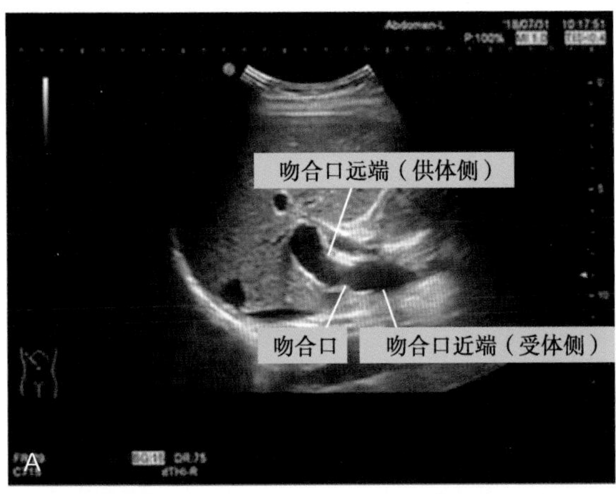

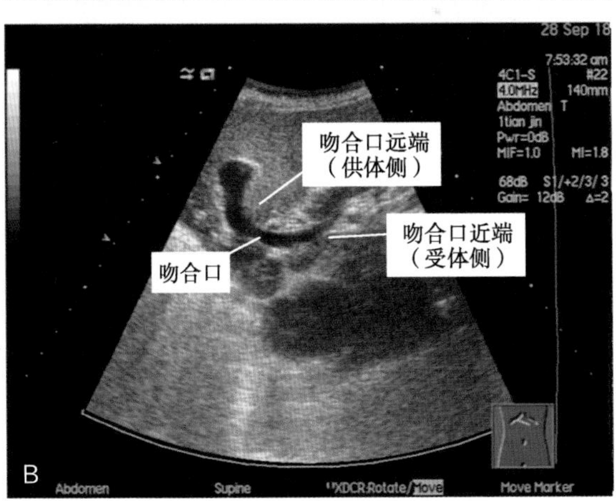

图 1-16 移植肝门静脉灰阶超声表现

A：成人全肝供肝门静脉主干超声图；B：儿童左外叶供肝门静脉超声图

2. 形态判定　正常门静脉彩色多普勒显示血流充盈好，为入肝血流。在儿童活体肝移植早期可呈红蓝相间的双向螺旋形血流，1~2 周可恢复为正常。频谱多普勒呈平滑或毛刺状带状频谱，流速通常不低于 15cm/s，不超过 120cm/s（图 1-17）。

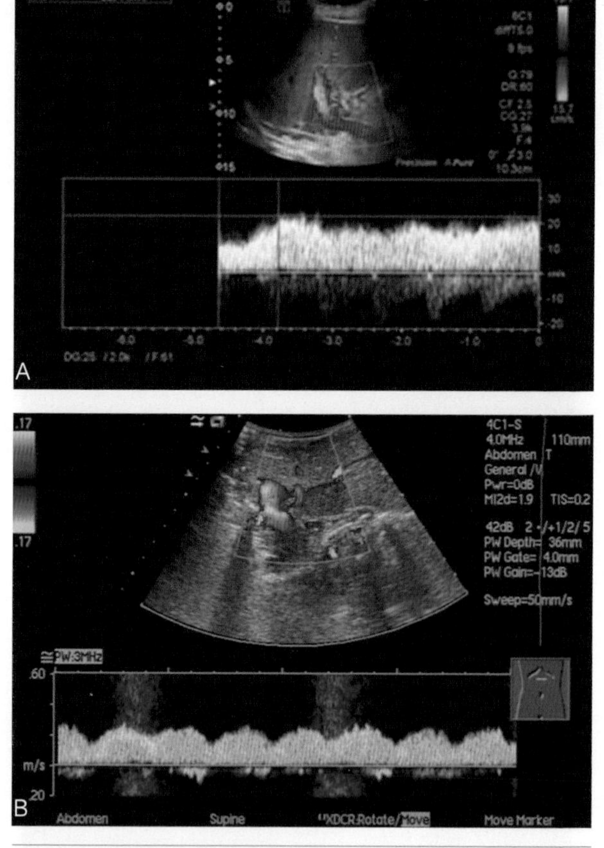

图 1-17　移植肝门静脉正常频谱

A：成人全肝供肝门静脉频谱；B：儿童左外叶供肝门静脉频谱

（四）肝静脉及下腔静脉

1. 检查部位　全肝移植需要扫查肝静脉及肝上和肝下下腔静脉吻合口情况，左外叶肝移植及辅助肝移植根据供、受者重建方式不同静脉的数量不同，均需要观察及测量。推荐在距肝静脉与下腔静脉吻合口处 2cm 以内测量各支肝静脉流速，观察频谱形态。特别对于左外叶肝移植，由于移植物体积不匹配或移植肝位置发生旋转、吻合口狭窄等原因，会发生流出道不畅，应注意观察吻合口流速及频谱形态。

2. 形态判定 正常肝静脉及下腔静脉频谱形态多为三相或两相波形，肝静脉流速应不低于 15cm/s（图 1-18）。

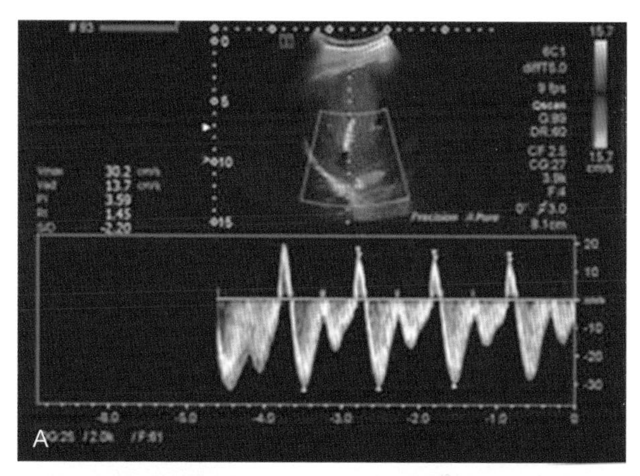

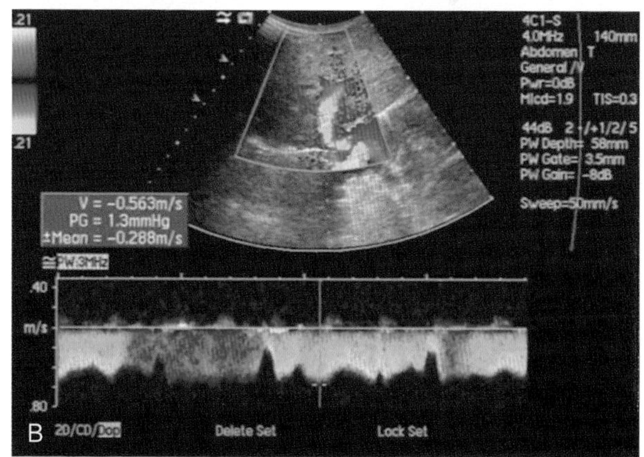

图 1-18 移植肝肝静脉正常频谱

A：成人全肝供肝肝静脉频谱图；B：儿童左外叶供肝肝静脉频谱图

（五）胆道系统

1. 检查部位　对于全肝移植于肝门部沿门静脉主干及其分支前方扫查。对于左外叶肝移植沿门静脉矢状部及其分支扫查。

2. 检查内容　包括肝内外胆管内径，胆管壁厚度及回声，胆管腔内回声，肝内外局限性暗区、T 管位置。主胆道内径成人在 6~8mm，儿童一般在 2~3mm，大于以上直径为扩张。肝内胆道二级胆管直径 >3mm，三级胆管内径 >2mm 或大于伴行门静脉内径的 40% 为扩张。胆管壁的厚度及回声以相伴行的门静脉管壁作为参照，如较门静脉管壁厚为增厚，如高于伴行门静脉管壁回声为增强。肝移植术后胆道的超声表现为由于缺血再灌注损伤引起胆道的炎症、水肿，声像图可表现为胆道壁增厚，回声增强，管腔内透声欠佳或尚可，有时可见引流管强回声（图 1-19）。

（六）肝周并发症

观察有无腹腔积液、胸腔积液及肝断面积液情况。

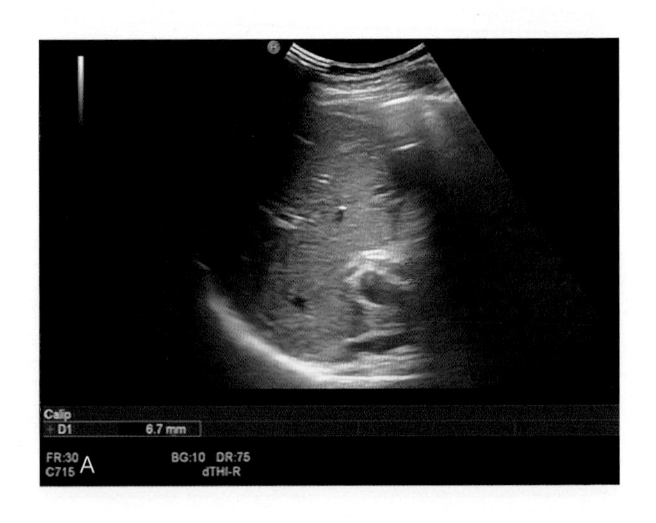

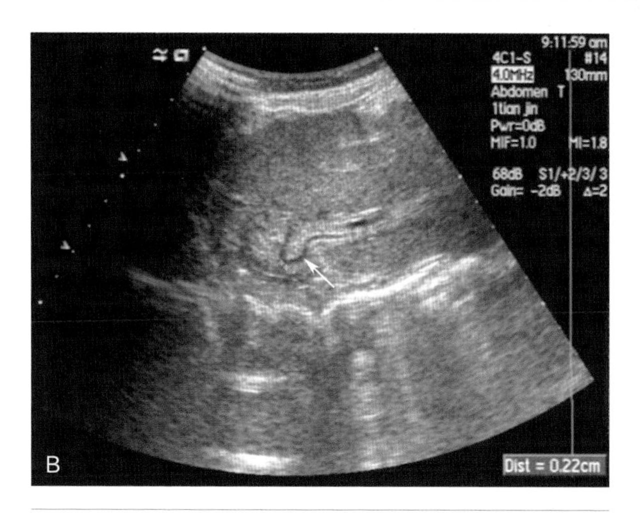

图 1-19　肝移植术后正常胆道声像图

A:成人肝移植正常胆道声像图;B:儿童左外叶肝移植正常胆道声像图

第五节　肝移植术后常见并发症

一、肝动脉并发症

(一)肝动脉血栓

肝动脉血栓是肝移植术后最严重的并发症。灰阶超声:检测不敏感,当肝动脉血供障碍引起肝实质梗死时,肝实质回声不均甚至出现局灶性低回声;引起胆道并发症,可见肝内胆管扩张表现。CDFI:血流信号消失为判断标准。PW:如果出现肝动脉流速逐渐下降,进而舒张早期呈现切迹,血流信号部分或全部消失,最终收缩期血流信号亦消失,即所谓的即将形成血栓综合征,这时要引起高度重视并进行超声造影检查(图 1-20、图 1-21)。下游的肝动脉 S/D<2 和收缩期加速时间(SAT)延长,对诊断肝动脉血栓有一定的

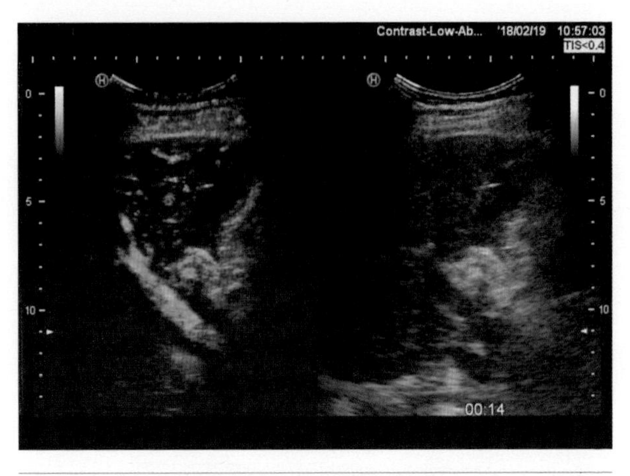

图 1-20　成人肝移植术后 3 天肝动脉闭塞

帮助，文献报道以 S/D < 2、SAT > 0.08 秒为标准，诊断肝动脉的敏感度和特异度为 66%~81% 和 76%~86%。

超声检查注意事项。假阳性的原因：如肝动脉细小、扭曲或移位；患者血压降低，末梢灌注不足；肝脏缺血再灌注后水肿；肝血肿压迫；排斥反应等因素引起的严重水肿，这时无法探测到肝动脉的血流信号，可以进行超声造影检查。假阴性的原因：儿童肝动脉闭塞后 2 周内多有侧支循环形成，可在肝门部见到不规则紊乱的细短动脉血流信号(图 1-22)，侧支可来源于膈下动脉、肠系膜上动脉

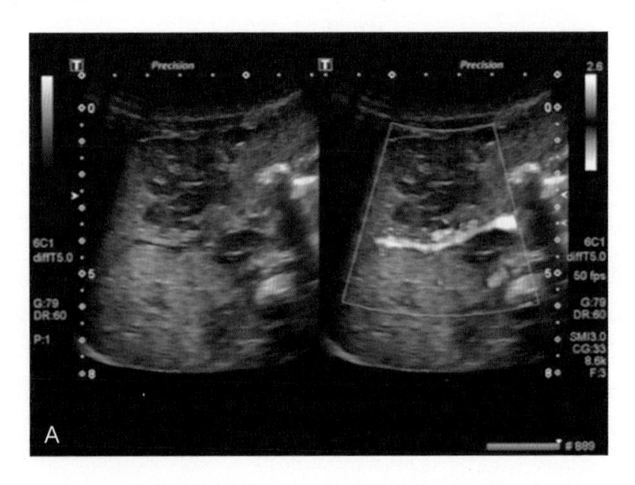

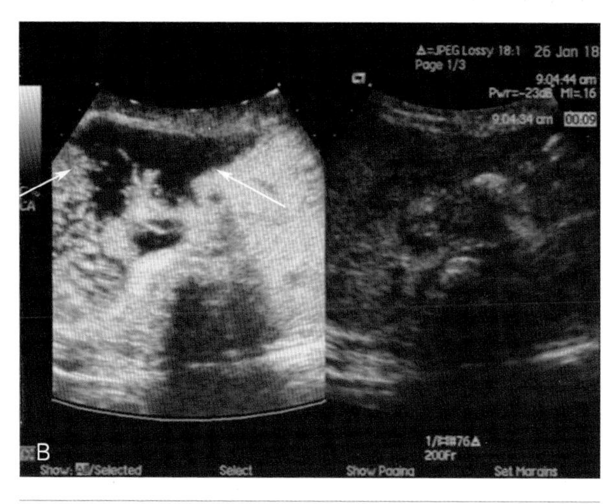

图 1-21　儿童全肝肝移植术后肝动脉闭塞

A:术后 5 天,常规超声检查显示肝门区及肝内未探及明显肝动脉血流信号,肝内片状低回声区;B:超声造影提示肝动脉闭塞,肝内大片坏死灶

等侧支循环的建立,肝内可见较低的动脉信号。以上情况可行超声造影检查,造影时可见门静脉周围出现肝动脉造影剂灌注,时相早于门静脉,并呈树枝状逐渐向肝内延伸,即为肝动脉通畅,如未显影,则考虑肝动脉血栓形成。但少数肝动脉血栓患者通过膈下

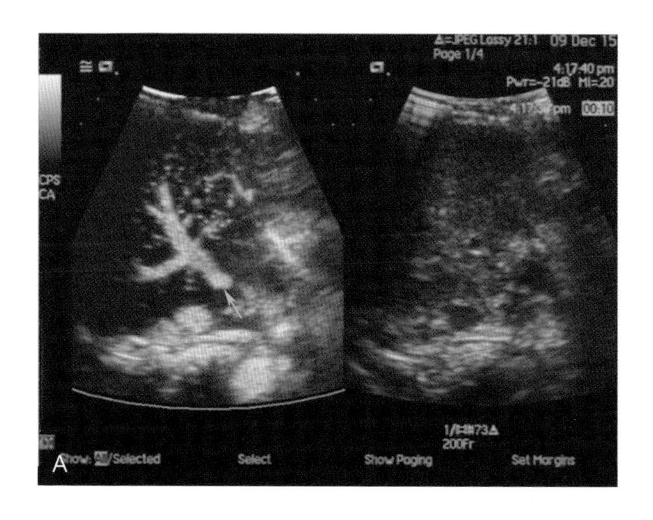

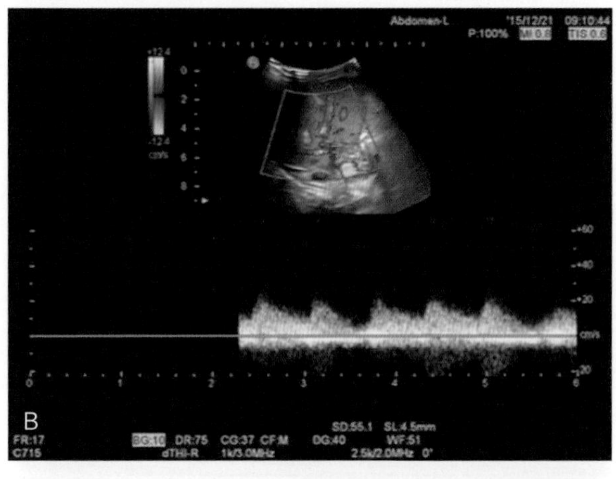

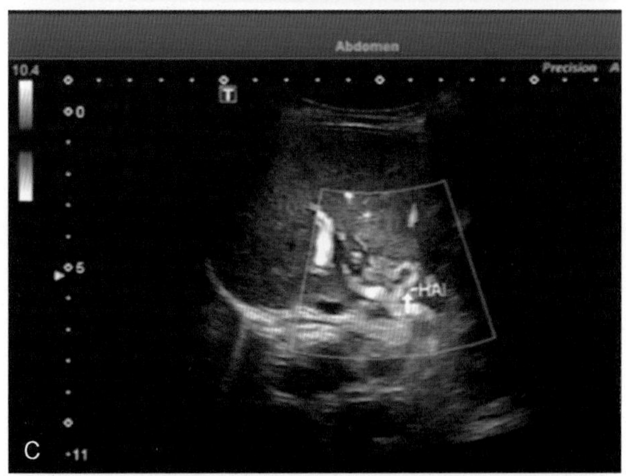

图 1-22 儿童全肝肝移植术肝动脉闭塞，侧支动脉形成

A：术后 3 天，超声造影提示肝动脉闭塞；B：术后 14 天侧支动脉形成；C：术后 3 个月侧支动脉呈迂曲状

动脉或肠系膜上动脉建立侧支循环，使肝门区或肝内出现不规则的动脉显影，造影时应注意紧邻门静脉观察肝动脉显像以避免诊断假阴性发生。

（二）肝动脉狭窄

灰阶超声：诊断意义不大，偶尔可见到狭窄后上游扩张的肝动脉，早期肝实质内可见到花斑状低回声，缺血改善后回声可恢复正常。如病变进一步恶化，则形成肝内灶性梗死或脓肿，超声表现为局部的无回声、低回声、高回声、部分伴钙化的强回声。CDFI：肝动脉狭窄处呈明亮的血流，但根据彩色血流束宽度来估计狭窄程度并不可靠，这是由于血流信号可出现外溢，此时要适当调高脉冲重复频率和/或减低彩色增益。靠近狭窄的下游肝动脉扩张呈五彩喷射性血流，而肝动脉肝内分支血流信号可明显减少。PW：狭窄处可检测到局灶性高速血流，通常大于200cm/s，狭窄处下游的肝动脉流速减慢，频谱形态呈特征性的改变，即“小慢波”，表现，S/D<2，SAT>0.08秒，可高度提示肝动脉狭窄。

（三）肝动脉假性动脉瘤

超声表现为肝动脉走行区域出现囊性无回声结构，可见其内有进出及紊乱的血流，肝内可出现“小慢波”表现。

二、门静脉并发症

（一）门静脉吻合口狭窄

多发生在吻合口，原因可为门静脉本身管径狭窄，也可为门静脉周围积液及血肿压迫所致。供体侧及吻合口血流速度增高，测得高速杂乱频谱，流速明显高于受体侧，供体侧近吻合口流速与受体侧流速比值达6倍以上提示门静脉吻合口狭窄（图1-23）。

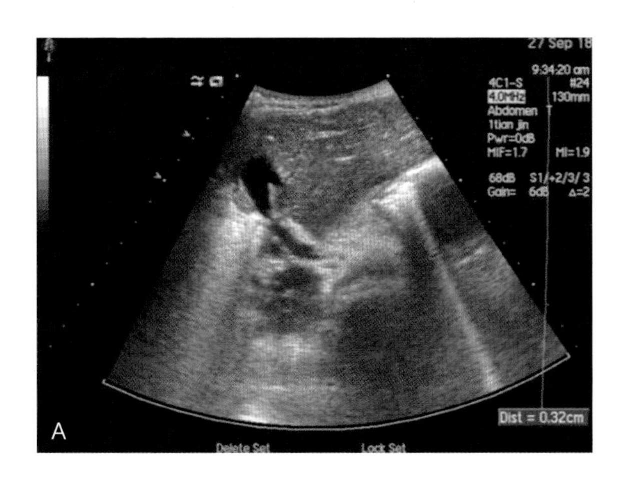

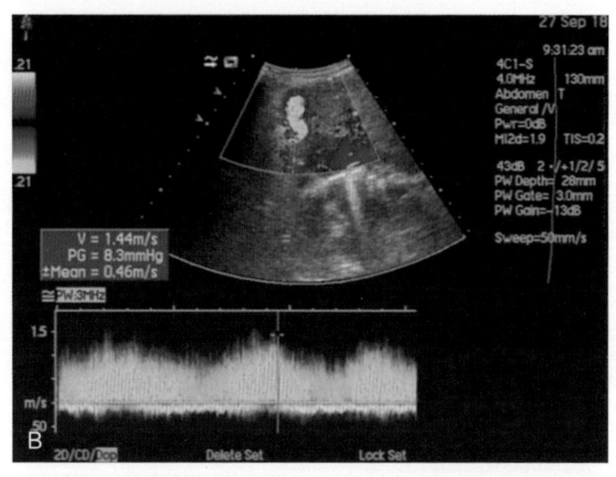

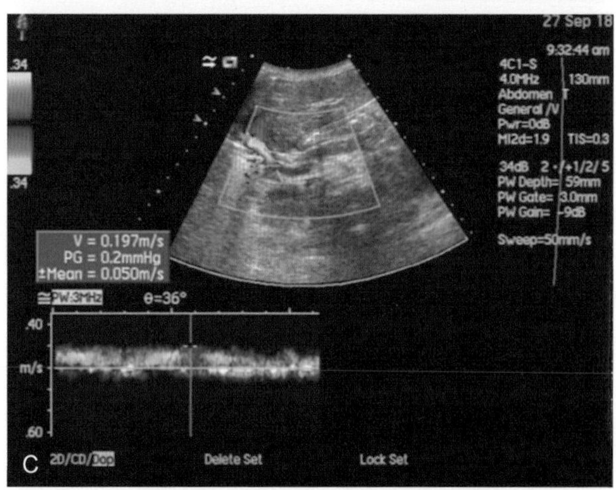

图 1-23 儿童左外叶肝移植术后，门静脉吻合口狭窄

A：灰阶超声显示门静脉吻合口窄细；B、C：门静脉供体侧流速 144cm/s，受体侧流速 19.7cm/s，门静脉远端与近端比值为 7.2 倍

（二）门静脉血栓

在急性期可呈絮状或团块状低回声团，随着时间延长可呈等回声或高回声，CDFI 显示充盈缺损或未充盈（图 1-24、图 1-25）。

（三）门静脉积气

门静脉内随血液流动的气泡样或点状强回声，伴振铃样伪像，出现特征性的“毛刺样”频谱（图 1-26）。

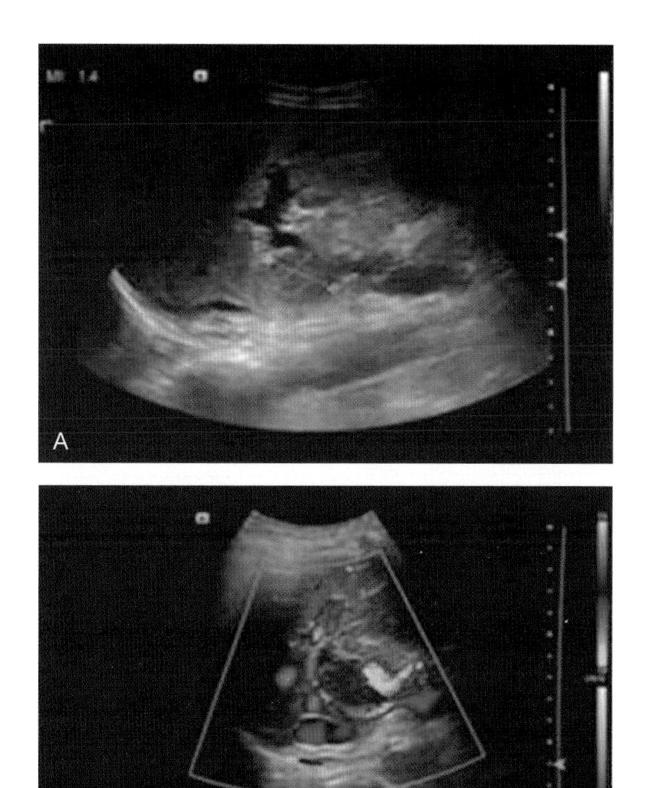

图 1-24 成人肝移植术后门静脉并发症

A：原位肝移植术后 6 天，门静脉后方血肿致管腔受压；

B：成人原位肝移植术后 7 天，门静脉血栓形成

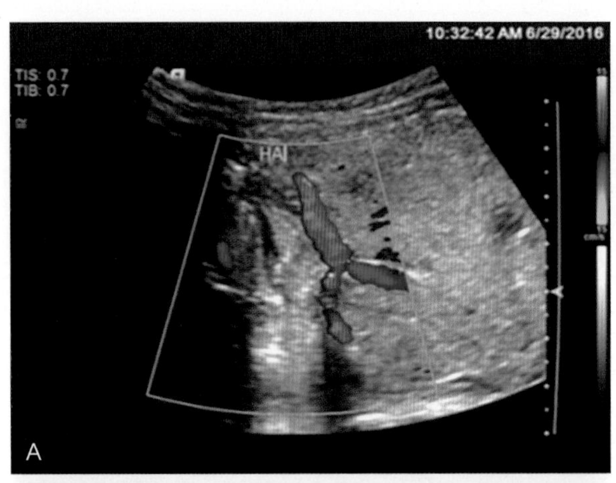

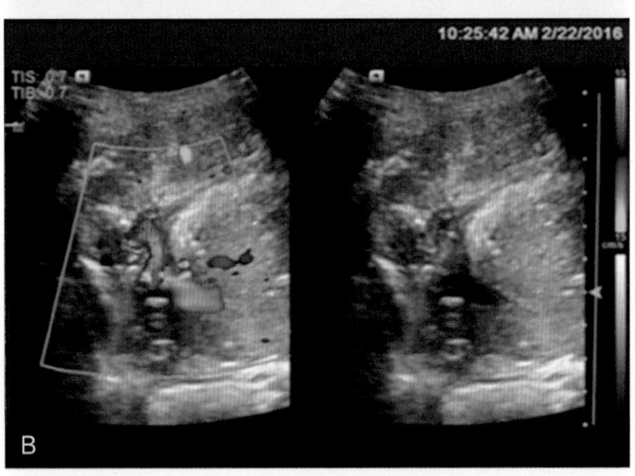

图 1-25　儿童左外叶肝移植术后门静脉血栓

A:门静脉腔内可见等回声充填,CDFI 未见血流信号;B:门静脉腔内可见低回声充填,CDFI 可见断续星点血流信号

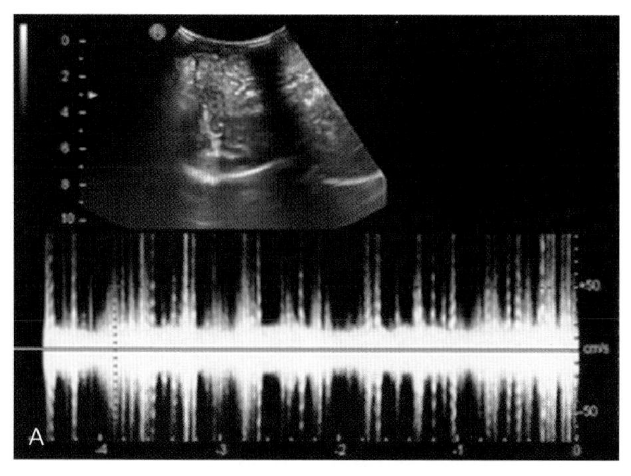

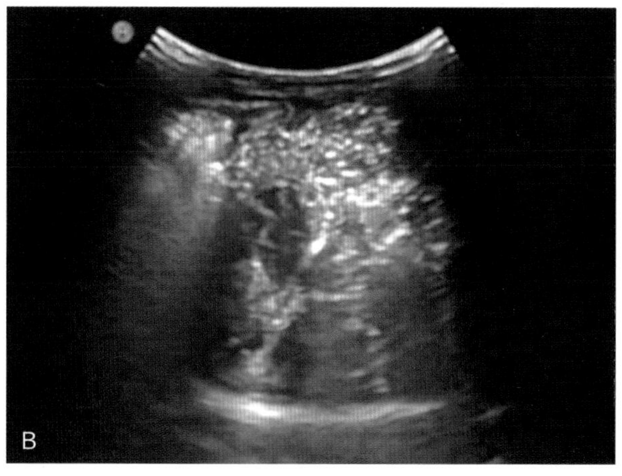

图 1-26　儿童左外叶肝移植术后门静脉积气

A:门静脉呈“毛刺样”频谱;B:门静脉及肝实质点状及斑片状强回声

三、流出道梗阻

经典原位肝移植及背驮式原位肝移植都可能由于吻合口狭窄或扭曲引起流出道梗阻,超声表现:①常见肝脾肿大,肝脏形态饱满,实质回声增强,脾脏体积大;②肝静脉流速减低,<15cm/s,频谱呈带状单相波表现,流出道吻合口流速升高 >180cm/s,频谱呈带状充填表现，失去正常三相波表现；③门静脉流速正常或略低于正常值；④肝动脉阻力指数升高；⑤腹水(图 1-27)。临床通过测量右心房压力与肝静脉压力之差作为诊断流出道梗阻的临床标准，但各移植中心判定标准不尽相同，有学者认为跨狭窄段压力梯度 >3mmHg 作为诊断流出道梗阻的临床标准，考虑存在流出道梗阻时，建议结合相关检查。

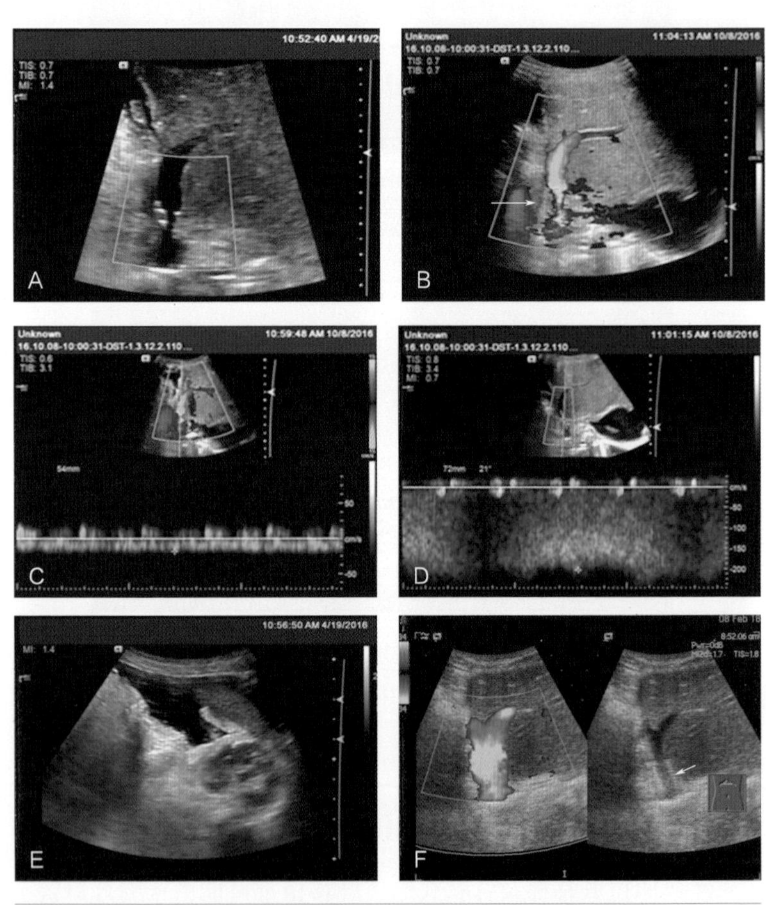

图 1-27 儿童左外叶肝移植术后，肝静脉流出道梗阻放置支架

A：移植肝实质回声增强，吻合口窄细；B：CDFI：肝静脉与腔静脉吻合口处可见花色湍流；C：肝静脉流速为 16cm/s，呈带状频谱；D：肝静脉吻合口流速约 200cm/s，呈带状充填频谱；E：腹腔积液；F：肝静脉放置支架后，血流呈层流表现

四、胆道并发症

（一）胆道狭窄

超声检查对其诊断价值有限，大多数情况下仅能显示胆管扩张的间接征象，诊断金标准是胆道造影检查。其声像图表现为肝内胆管弥漫性或局部扩张，管壁尚或欠光滑，管壁回声增强或无明显变化（图 1-28～图 1-30）。

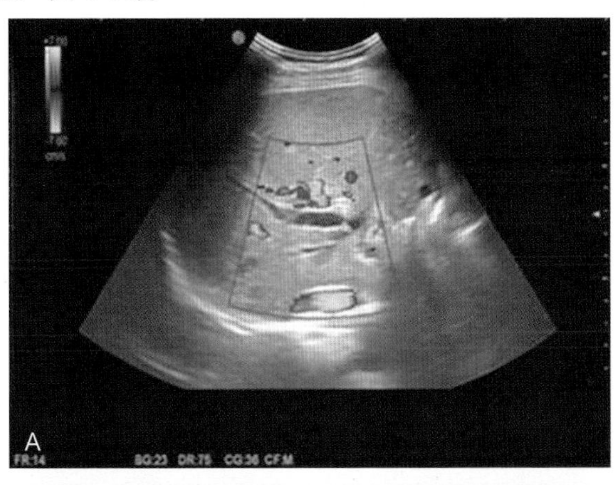

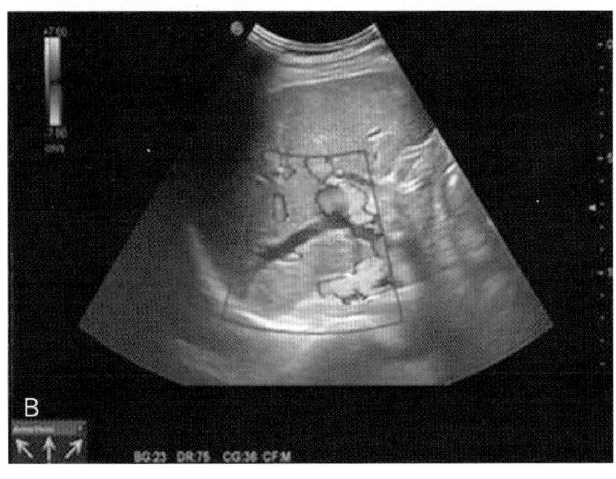

图 1-28　肝移植术后胆道狭窄超声表现

A：成人肝移植术后 13 年，左右肝管狭窄，肝内Ⅱ、Ⅲ级胆管扩张，管壁欠光滑，回声稍增强，右前支肝管扩张表现；B：右后支肝管扩张表现

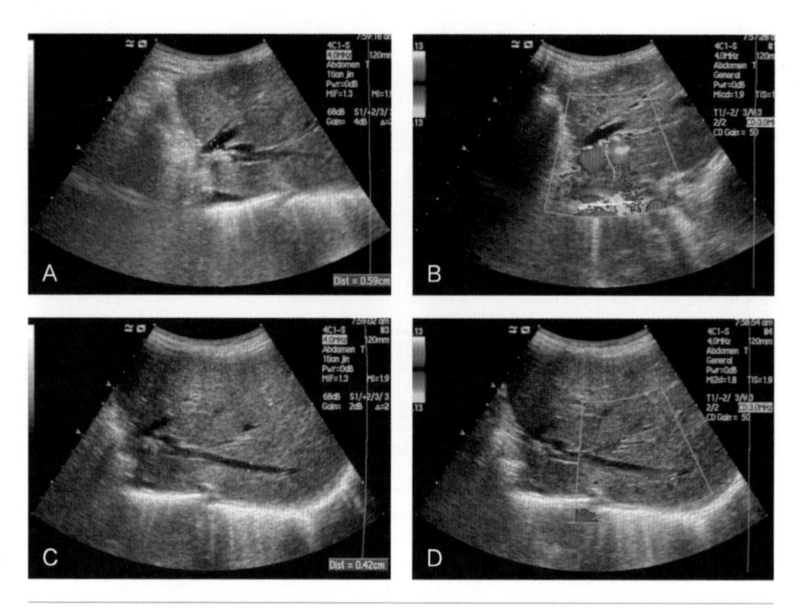

图 1-29　儿童活体肝移植术后 2 年余，胆道吻合口狭窄
A、B：主胆道扩张；C、D：肝内Ⅱ、Ⅲ段胆管扩张，壁尚光滑

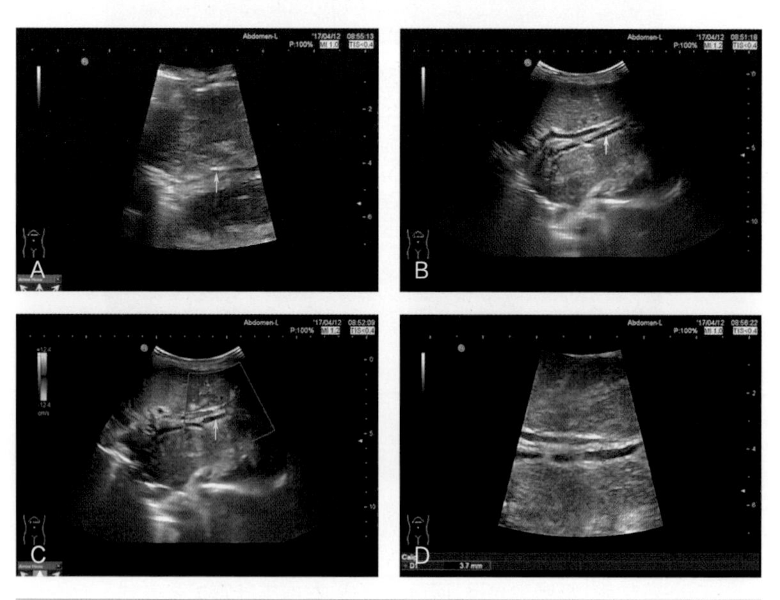

图 1-30　活体肝移植术后 1 年余，肝内Ⅱ、Ⅲ级胆管狭窄伴肝内胆道扩张

（二）胆泥或结石

胆管腔透声差，腔内可见细小絮状回声，如胆泥高度浓缩，可见稍高回声及高回声，往往伴有管壁毛糙，增厚及回声增强等炎症改变，持续的胆泥可形成结石，因其成分是胆色素，多伴弱声影，可伴有肝内胆管扩张表现（图 1-31）。

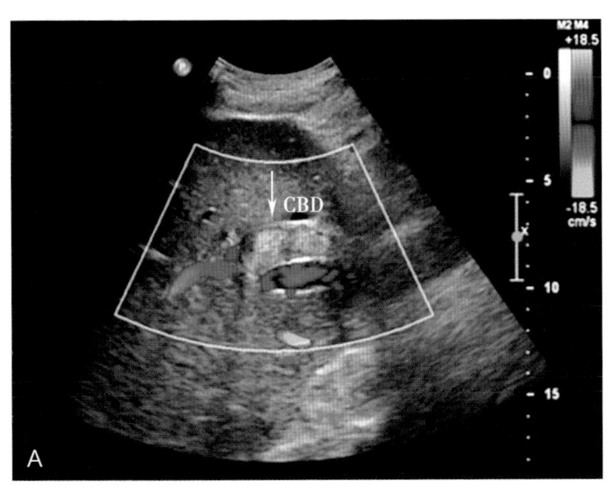

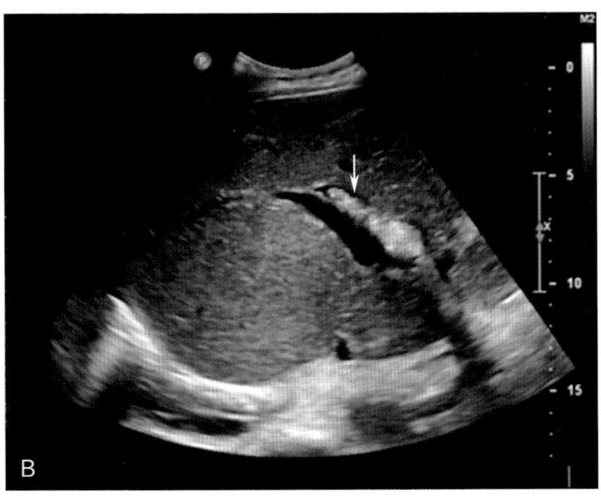

图 1-31　肝移植术后 2 年余，肝内胆道“铸型”胆泥形成

A：成人肝移植术后 1 年余，主胆道腔内可见偏强回声团，“铸型”胆泥形成；B：右肝管相似表现，可见偏强回声胆泥

（三）胆漏

分为肝外胆漏及肝内胆漏（胆汁瘤）。肝外胆漏包括吻合口漏、T管口漏、肝断面胆漏。吻合口及T管口漏超声检查发现肝门、肝周的局限性积液，一般边界较清，其壁常为周围脏器所组成，后方回声可增强（图1-32）；肝断面处胆漏表现为局限性暗区，其内可见分层状细小回声沉积，可见肝内胆管扩张的表现（图1-33）。肝内胆漏的液

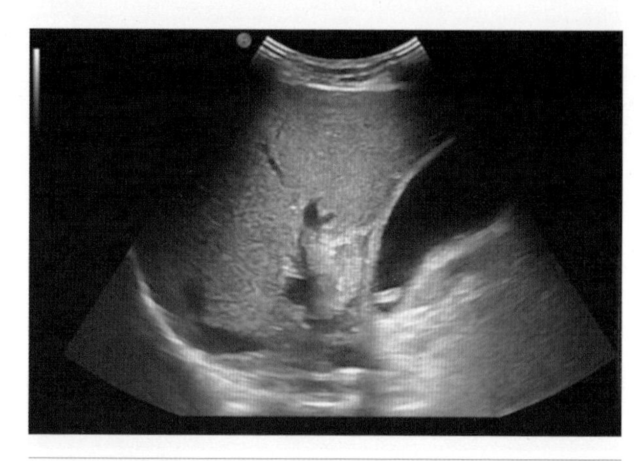

图1-32 肝移植术后（3个月余）T管口漏，肝门至肝胃间无回声区表现

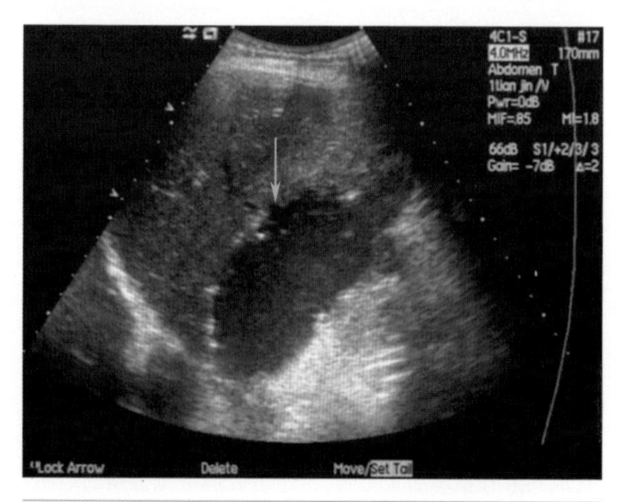

图1-33 劈离式肝移植术后11天胆漏图（穿刺证实）

性无回声区可为多发，如伴感染时其内回声多变，无回声内可见细点状、絮状或斑片状弱 - 中等回声，甚至出现稍高回声，形态不规则或规则，边界欠清，部分可见气体反射，可有肝内胆管壁回声增强，胆管扩张等表现。

五、肝脏实质并发症

术后早期可有肝缺血或梗死灶，尤其注意活体肝移植供、受者肝断面处实质的扫查，超声造影表现为造影剂的低灌注或无灌注区；肝移植受者晚期可出现肿瘤复发或新生物（图 1-34、图 1-35）。

六、移植后淋巴组织增生疾病

移植后淋巴组织增生疾病（post graft lymphadenosis）指异体移植后，医源性免疫抑制状态下发生的一类淋巴组织增生或淋巴瘤，以 B 细胞系列多见。儿童发病率较成人高，其早期发病多与 EB 病毒感染相关，大多数发生在术后 2 年内。可累及任何脏器，累及肝门时可压迫胆道、血管、出现梗阻性黄疸、血管狭窄等表现，还可累及腹腔、腹股沟及颈部等部位。超声表现为肝内或肝外低回声区，边界清或不清，彩色多普勒肿块内可见或无血流信号（图 1-36、图 1-37）。

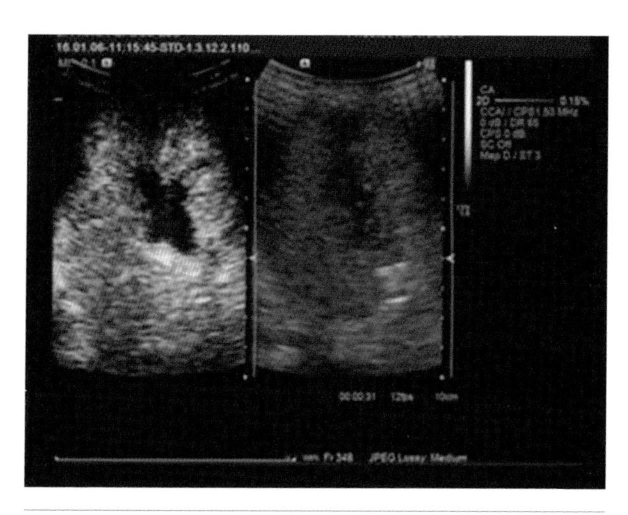

图 1-34 超声造影右肝前叶低灌注区，考虑缺血灶

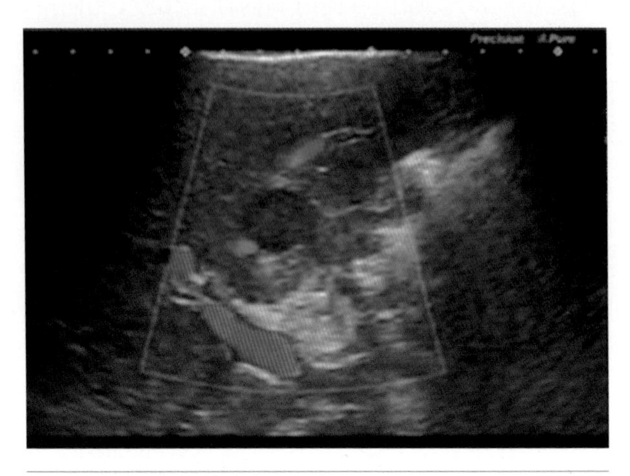

图 1-35　肝移植术后肿瘤复发

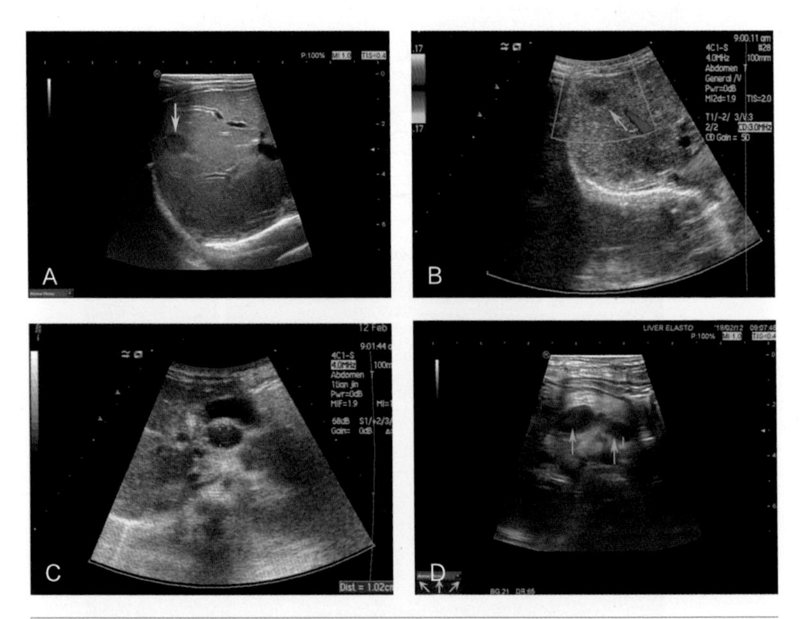

图 1-36　儿童全肝肝移植术后 3 个半月，淋巴组织增生
A、B：肝内淋巴结；C：肝门淋巴结；D：腹腔肠间淋巴结

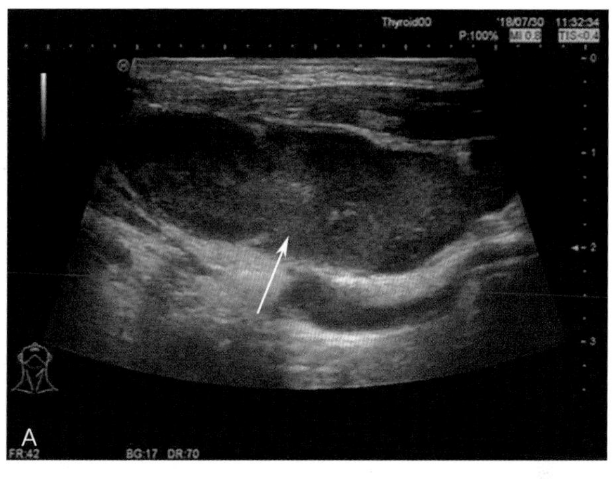

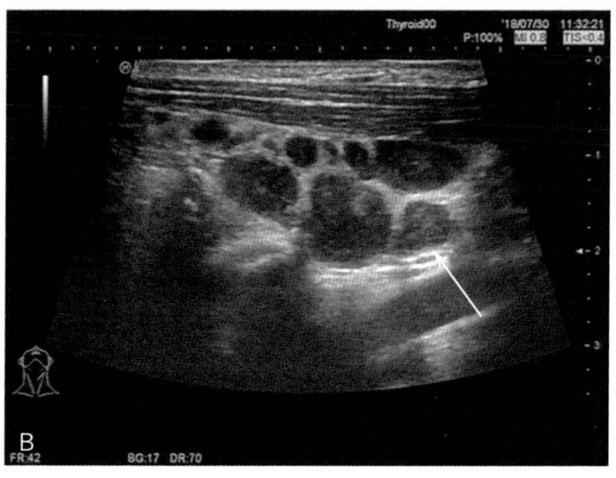

图 1-37　儿童肝移植术后 3 个月，颈部淋巴结异常增生

七、其他并发症

胸腔、肝周及腹盆腔积液术后早期常见，腹腔积液及血肿好发于肝门等血管吻合口周围，以及小网膜囊、肝圆韧带周围，活体肝移植供者、受者肝断面处注意积液的扫查。由于肝移植患者术后长期应用免疫抑制剂，恶性肿瘤的发生率明显增高。此外还有排斥反应，动静脉瘘等。

第六节 推荐使用的超声新技术

一、超声造影

超声造影通过静脉内注射含微气泡的超声造影剂，明显增强了血液的散射信号，实现了对血流的清晰显影，肝移植前后各个环节对于血管及移植物血供的评价至关重要，超声造影能清晰显示细微血管及肝实质灌注情况，充分评价肝脏肿瘤、移植肝血管通畅与否、肝实质灌注等情况。

二、弹性成像技术

超声弹性成像技术是近年来发展起来的超声新技术，可通过带优化软件的传统超声设备快速评价组织的力学特性并生成图像。弹性成像通过反映组织的硬度，为临床上供受体的无创评估提供影像学依据，以协助临床对疾病早诊断、早治疗(图 1-38、图 1-39)。

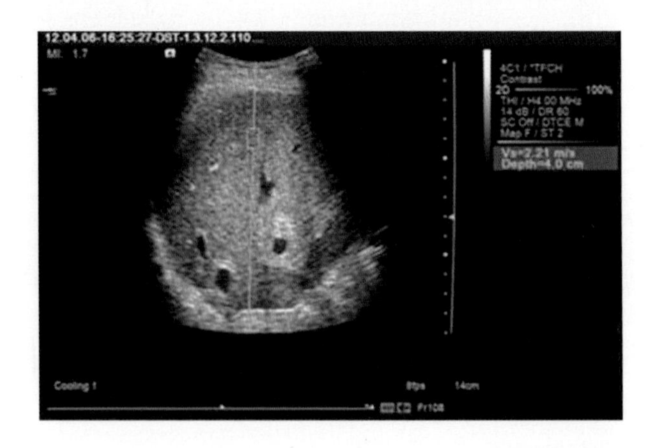

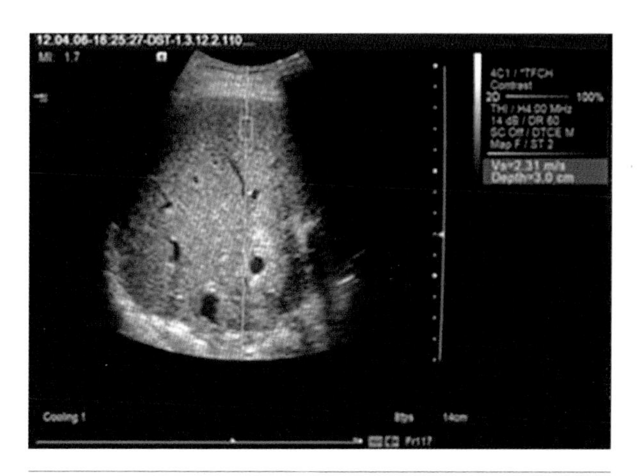

图 1-38　肝移植术后急性排斥患者（术后 3 个月），声脉冲辐射力成像（ARFI）测得剪切波速度值明显增高

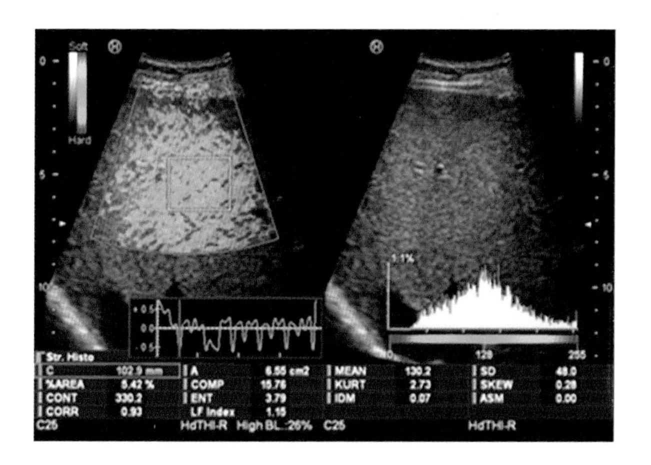

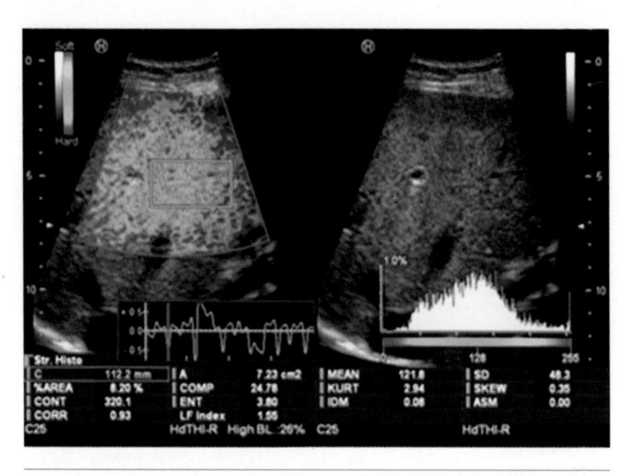

图 1-39　成人全肝供体肝脏实时弹性成像组织弥散定量分析

三、超微血管成像技术

超微血管成像技术（super microvascular imaging，SMI）又称魔镜成像，可在不应用造影剂的条件下，对低流速的血流进行成像，反映组织的血流灌注特征，提高了微小血管和低速血流的检出率，对于术前肿瘤血管形态的检测，尤其是术后不宜应用造影剂的儿童血管并发症的诊断具有更高的诊断价值（图 1-40）。

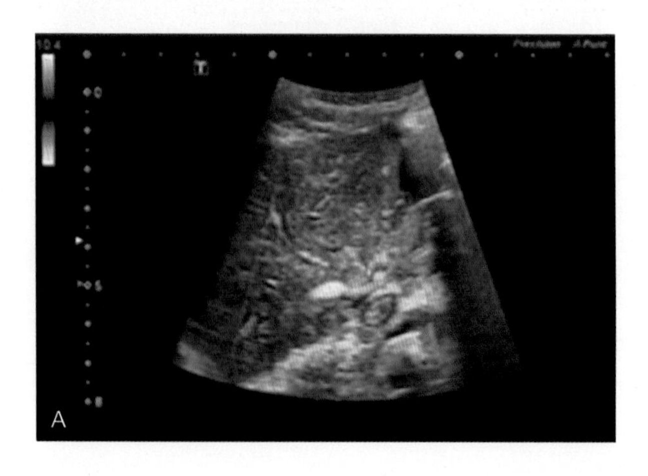

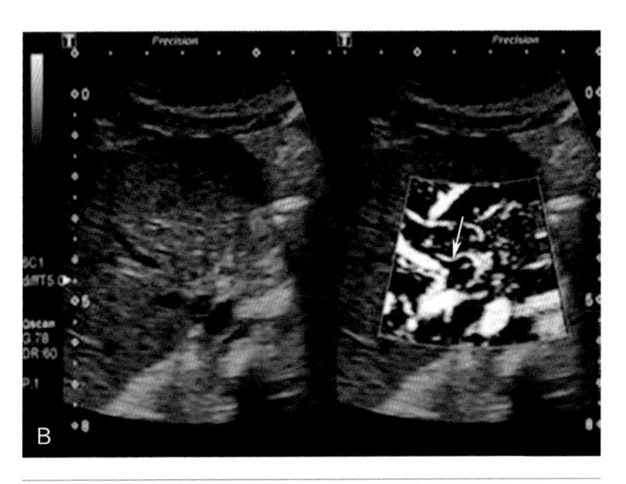

图 1-40　肝移植术后 SMI 诊断可疑肝动脉并发症
A：肝移植术后 4 天，CDFI 未探及动脉血流信号，可疑肝动脉闭塞；B：SMI 下可见动脉血流信号

（杨木蕾　于慧敏）

参考文献

[1] 唐缨，潘澄，王玉红，等．术中彩色多普勒超声检查在原位肝移植术中的应用 [J]. 中国超声医学杂志，2004, 20 (10): 764-766.

[2] 江载芳，申昆玲，沈颖．诸福棠实用儿科学 [M]. 8 版．北京：人民卫生出版社，2015.

[3] ZHENG BW, TAN YY, FU BS, et al. Tardus parvus waveforms in Doppler ultrasonography for hepatic artery stenosis after liver transplantation: can a new cut-off value guide the next step？[J]. Abdom Radiol, 2018, 43 (7): 1634-1641.

[4] BREGUET R, DONDERO F, PUPULIM L, et al. Endovascular treatment of arterial complications after liver transplantation: long-term follow-up evaluated on Doppler ultrasound and magnetic resonance cholangiopancreatography [J]. Cardiovasc Intervent Radiol, 2019, 42 (3): 381-388.

[5] TAMSEL S, DEMIRPOLAT G, KILLI R, et al. Vascular complications after liver transplantation: evaluation with Doppler US [J]. Abdom Imaging, 2007, 32 (3): 339-347.

[6] 武红涛，唐缨，胡翔宇，等．活体肝移植术中门静脉血流量与术后肝功能恢复的相关性研究 [J]. 中华超声影像学杂志，2011, 20 (1): 26-28.

[7] JEONG SY, KIM KW, KIM JS, et al. Doppler ultrasonography in liver transplant recipients with hepatic artery dissection: association of Doppler abnormalities with disease severity [J]. Br J Radiol, 2018, 91 (1088): 20180182.

[8] MALI VP, ROBLESS PA, AW M, et al. Unusual shunt for symptomatic portal vein thrombosis after liver transplantation-Clatworthy revisited [J]. Pediatr Transplant, 2012, 16 (4): 120-124.

[9] 唐缨，刘蕾，蔡金贞，等．彩色多普勒对原位肝移植患者血流动力学的研究 [J]. 中国超声医学杂志，2001, 17 (7): 512-515.

[10] ABDELAZIZ O, EMAD ES, HUSSEIN A, et al. Role of Doppler Ultrasonography in Defining Normal and Abnormal Graft Hemodynamics After Living-Donor Liver Transplant [J]. Exp Clin Transplant, 2017, 15 (3): 306-313.

[11] AFIF AM, CHANG JP, WANG YY, et al. A sonographic Doppler study of the hepatic vein portal vein and hepatic artery in liver cirrhosis: Correlation of hepatic hemodynamics with clinical Child Pugh score in Singapore [J]. Ultrasound, 2017, 25 (4): 213-221.

[12] BYUN J, KIM KW, CHOI SH, et al. Indirect Doppler ultrasound abnormalities of significant portal vein stenosis after liver transplantation [J]. J Med Ultrason, 2019, 46 (1): 89-98.

[13] JANG HY, KIM KW, KIM SY, et al. Visibility of the graft hepatic artery using superb microvascular imaging in liver transplantation recipients: initial experience [J]. Acta Radiol, 2018, 59 (11): 1326-1335.

[14] GARCIA CA, GILABERT R, BIANCHI L, et al. Impact of contrast-enhanced ultrasound in the study of hepatic artery hypoperfusion shortly after liver transplantation: contribution to the diagnosis of artery steal

syndrome [J]. Eur Radiol, 2015, 25 (1): 196-202.

[15] STINE JG, PELLETIER SJ, SCHMITT TM, et al. Pre-transplant portal vein thrombosis is an independent risk factor for graft loss due to hepatic artery thrombosis in liver transplant recipients [J]. HPB (Oxford), 2016, 18 (3): 279-286.

[16] 唐缨, 潘澄, 武红涛, 等. 肝移植术后胆道并发症超声诊断的临床价值 [J]. 中国超声医学杂志, 2006, 22 (6): 444-446.

[17] GUBERNICK JA, ROSENBERG HK, ILASLAN H, et al. US approach to jaundice in infants and children [J]. Radiographics, 2000, 20 (1): 173-195.

[18] 唐缨, 潘澄, 王玉红, 等. 超声对原位肝移植术后肝动脉并发症诊断的新认识 [J]. 中国超声医学杂志, 2002, 18 (5): 338-340.

[19] CHOI HJ, KIM DG, KIM Y, et al. Clinical Course of Hepatic Artery Thrombosis After Living Donor Liver Transplantation Using the Right Lobe. Liver Transpl [J]. 2018, 24 (11): 1554-1560.

[20] 郭万学. 超声医学 [M]. 6 版. 北京: 人民军医出版社, 2012.

[21] 黄洁夫. 中国肝移植 [M]. 北京: 人民卫生出版社, 2008.

[22] 郑树森. 肝移植 [M]. 2 版. 北京: 人民卫生出版社, 2012.

[23] SUH CH, KIM SY, KIM KW, et al. Determination of normal hepatic elasticity by using real-time shear-wave elastography [J]. Radiology, 2014, 271 (3): 895-900.

[24] 牛宁宁, 唐缨, 郭庆军, 等. 实时弹性成像技术在脑死亡供肝及肝移植术后早期效果评估的临床价值初探 [J]. 中华超声影像学杂志, 2016, 25 (10): 875-878.

[25] TANG Y, ZHAO J, NIU N, et al. A Comparison Study of Real-Time Ultrasound Elastography and Electron Microscopy for the Assessment of Liver Damage Induced by Brain Death [J]. Ultrasound Med Biol, 2019, 45 (4): 935-943.

[26] TANG Y, Zhao J, YU H, et al. Acoustic Radiation Force Impulse and Doppler Ultrasonography: Comprehensive Evaluation of Acute Rejection After Liver Transplantation [J]. J Ultrasound Med, 2017, 36 (6): 1137-1145.

[27] LIU DY, YI ZJ, TANG Y, et al. Three Case Reports of Splenic Artery Steal Syndrome After Liver Transplantation [J]. Transplant Proc, 2015, 47 (10): 2939-2943.

[28] XUE Z, ZHANG X, LI Z, et al. Analysis of portal vein thrombosis after liver transplantation [J]. ANZ J Surg, 2019, 89 (9): 1075-1079.

[29] ZANETTO A, RODRIGUEZ KK, GGERMANI G, et al. Mortality in liver transplant recipients with portal vein thrombosis-an updated meta-analysis [J]. Transpl Int, 2018, 31 (12): 1318-1329.

[30] BLASI A, HERNANDEZ V, FERNANDEZ J, et al. Venous Thrombotic Events After Liver Transplantation [J]. Clin Appl Thromb Hemost, 2018, 24 (2): 317-322.

[31] RAMOS AP, REIGADA CP, ATAIDE EC, et al. Portal vein thrombosis and liver transplantation: long term [J]. Transplant Proc, 2010, 42 (2): 498-501.

[32] 武红涛，唐缨，牛宁宁，等．超声造影及血流检测评价猪脑死亡供肝质量的研究 [J]. 中国超声医学杂志，2017, 33 (1): 73-76.

[33] LINARES I, GOLDARACENA N, ROSALES R, et al. Splenectomy as Flow Modulation Strategy and Risk Factors of De Novo Portal Vein Thrombosis in Adult-to-Adult Living Donor Liver Transplantation [J]. Liver Transpl, 2018, 24 (9): 1209-1220.

[34] GHABRIL M, AGARWAL S, LACERDA M, et al. Portal Vein Thrombosis Is a Risk Factor for Poor Early Outcomes After Liver Transplantation: Analysis of Risk Factors and Outcomes for Portal Vein Thrombosis in Waitlisted Patients [J]. Transplantation, 2016, 100 (1): 126-133.

[35] HIRAKI Y, UCHIDA K, NISHIDA S, et al. A Case Report of Severe Hepatic Artery Vasospasm Induced by Hepatic Arterial Buffer Response After Liver Transplantation [J]. Transplant Proc, 2016, 48 (9): 3167-3170.

[36] MOGUL DB, LUO X, GARONZIK WJ, et al. Expansion of the liver donor supply through greater use of split-liver transplantation: identifying optimal recipients [J]. Liver Transpl, 2019, 25 (1): 119-127.

[37] PERITO ER, ROLL G, DODGE JL, et al. Split liver transplantation and

pediatric waitlist mortality in the United States: potental for improvement [J]. Transplantation, 2019, 103 (3): 552-557.

[38] MAZARIEGOS GV. Critical elements in pediatric allograft selection [J]. Liver Transpl, 2017, 23 (S1): S56-S58.

[39] ANGELICO R, TRAPANI S, SPADA M, et al. A national mandatory-split liver policy: a report from the Italian experience [J]. Am J Transplant, 2019, 19 (7): 2029-2043.

[40] LI S, MA N, MENG X, et al. The effects of Kasai procedure on living donor liver transplantation for children with biliary atresia [J]. J Pediatr Surg, 2019, 54 (7): 1436-1439.

[41] 于慧敏，唐缨，牛宁宁，等．猪脑死亡状态下肝脏的组织弥散定量分析与转氨酶水平的初步研究 [J]. 中国超声医学杂志，2016, 32 (10): 949-952.

[42] 于慧敏，唐缨，赵静雯，等．组织弥散定量分析技术评价脑死亡所致供肝损伤的研究 [J]. 中华超声影像学杂志，2019, 28 (1): 55-59.

[43] HAN H, LIU R, WANG WP, et al. Postoperative haemodynamic changes in transplanted liver: Long-term follow-up with ultrasonography [J]. J Int Med Res, 2014, 42 (3): 849-856.

[44] KUTLUTURK K, SAHIN TT, KARAKAS S, et al. Early Hepatic Artery Thrombosis After Pediatric Living Donor Liver Transplantation[J]. Transplant Proc, 2019, 51 (4): 1162-1168.

[45] GU L, FANG H, ZHANG S, et al. Intra-operative portal hemodynamics in pediatric LDLT: Doppler ultrasound surveillance [J]. Pediatr Transplant, 2018, 22 (5): e13200.

[46] SAKAMOTO S, UCHIDA H, KITAJIMA T, et al. The outcomes of portal vein reconstruction with vein graft interposition in pediatric liver transplantation for small children with biliary atresia [J]. Transplantation, 2019,[Epub ahead of print].

[47] BRIGE P, HERY G, PALEN A, et al. Portal vein stenosis preconditioning of living donor liver in swine: early mechanisms of liver regeneration and gain of hepatic functional mass [J]. Am J Physiol Gastrointest Liver

Physiol, 2018, 315 (1): 117-125.

[48] PAMECHA V, VAGGADIYA A, SINHA PK, et al. Living Donor Liver Transplantation for Acute Liver Failure: Donor Safety and Recipient Outcome [J]. Liver Transpl, 2019, 25 (9): 1408-1421.

[49] MA L, LU Q, LUO Y. Vascular complications after adult living donor liver transplantation: Evaluation with ultrasonography [J]. World J Gastroenterol, 2016, 22 (4): 1617-1626.

[50] SANYAL R, ZARZOUR JG, GANESHAN DM, et a1. Postoperative doppler evaluation of liver transplants [J]. Indian J Radiol Imaging, 2014, 24 (4): 360-366.

[51] TANG Y, ZHAO J, YU H, et al. Acoustic Radiation Force Impulse and Doppler Ultrasonography: Comprehensive Evaluation of Acute Rejection After Liver Transplantation [J]. J Ultrasound Med, 2017, 36 (6): 1137-1145.

[52] RELA M, REDDY MS. Pediatric Liver Transplantation: An Asymmetrical War for Access to Livers [J]. Gastroenterology, 2017, 153 (4): 888-889.

[53] MIURA K, SAKAMOTO S, SHIMATA K, et al. The outcomes of pediatric liver retransplantation from a living donor: a 17-year single-center experience [J]. Surg Today, 2017, 47 (11): 1405-1414.

[54] 杨木蕾，唐缨，牛宁宁，等．彩色多普勒超声监测猪脑死亡状态下肝脏早期血流动力学变化的初步研究[J]. 中国超声医学杂志，2017, 33 (2): 173-176.

[55] 唐缨，赵静雯，武红涛，等．声脉冲辐射力成像结合彩色多普勒血流显像诊断肝移植术后急性排异反应的临床价值[J]. 中华超声影像学杂志，2015, 24 (7): 589-592.

[56] WANG HK, CHEN CY, LIN NC, et al. Comparison of Two Devices for Intraoperative Portal Venous Flow Measurement in Living-Donor Liver Transplantation: Transit Time Ultrasound and Conventional Doppler Ultrasound [J]. Transplant Proc, 2018, 50 (4): 1157-1159.

[57] RUBENTHALER J, PAPROTTKA KJ, HAMEISTER E, et al. Diagnostic accuracy of contrast-enhanced ultrasound (CEUS) in monitoring vascular

complications in patients after liver transplantation-diagnostic performance compared with histopathological results [J]. Clin Hemorheol Microcirc, 2017, 66 (4): 311-316.

[58] GALLOUX A, PACE E, FRANCHI AS, et al. Diagnosis, treatment and outcome of hepatic venous outflow obstruction in paediatric liver transplantation: 24-year experience at a single centre [J]. Pediatr Radiol, 2018, 48 (5): 667-679.

[59] ABDELAZIZ O, ATTIA H. Doppler ultrasonography in living donor liver transplantation recipients: Intra-and post-operative vascular complications [J]. World J Gastroenterol, 2016, 22 (27): 6145-6172.

第二章

肾移植超声诊疗常规

目前,肾移植是世界上最常用的实体器官移植,肾移植是治疗各种原因导致肾衰竭的有效治疗手段。然而术后相关并发症是影响移植物存活及功能的主要因素。超声检查不仅可实时动态监测移植肾大小形态及肾周积液情况,且彩色多普勒可敏感显示移植肾内血管网血流动力学变化,对于移植肾术后各种并发症具有很高诊断及鉴别诊断价值,是移植肾术后首选影像学监测手段。

第一节
设备准备及调整

一、设备准备

应用高分辨率彩色多普勒超声诊断仪，且具备能量多普勒及超声造影检查功能。移植肾一般位于髂窝内、腹壁下，位置表浅。成人检查一般选用3~5MHz凸阵探头。儿童患者及较瘦者可配合使用线阵探头，频率5~7MHz。

二、图像调整

（一）灰阶图像调节

根据患者情况适当调节图像深度，成人检查一般调节图像深度于10~15cm为宜，儿童患者一般于8~10cm为宜，肥胖者可适当加大深度。同时配合调节图像增益、帧频、动态范围等，以增加图像清晰度及敏感性。

（二）多普勒参数调节

根据检查需要，调节彩色取样框大小、彩色增益、彩色滤波，减少组织彩色伪像、彩色溢出等干扰信号。

第二节
术前超声评估要点及常规

一、供者术前评估常规

（一）供肾评估

1. 供肾位置以及肾内结构 首先，确定供肾位置，有无位置变异(如腹腔游离肾、一侧肾缺如等)。然后,观察供肾形态,有无肾脏畸形(如马蹄肾、融合肾等)。标准切面测量供肾大小(最大冠状切面测量肾脏长径,肾门部横切面测量宽度及厚度,正常成人肾脏长、宽、厚的超声测值分别为 9~12cm、4~6cm 和 4~6cm,以观察肾有无肿大、缩小,以及双侧肾脏大小有无明显差异;注意肾皮质、髓质的厚度及回声有无增强,分界是否清晰。观察肾内有无弥漫性或局灶性异常回声,若发现局灶性回声异常,应明确其位置、大小、内部回声及其与肾被膜及周围组织之间关系等情况。注意观察供肾内集合系统有无扩张及结石。彩色多普勒观察双肾血流分布情况,有无血流分布减少及稀疏等。

2. 肾的血管

(1)肾动脉:肾动脉通常呈直角起自腹主动脉两侧,儿童及婴儿的肾动脉呈锐角发出,可能由于儿童肾脏较成人低,使其分支相对上移。肾动脉一般在第 1、2 腰椎之间的椎间盘平面起始,右肾动脉稍高于左肾动脉。

肾动脉支数一般为左右各一,少数有 2~4 支,双支肾动脉的位置,大多数为上下位,少数为前后位。同时,部分肾脏存在副肾动脉供血,凡不经过肾门入肾的肾动脉,不论起源如何,支数多少,均称为副肾动脉。副肾动脉在肾内的分支分布情况与肾段动脉分支相同,由于副肾动脉的分支与肾动脉分支在肾内无吻合,故肾移植取肾时,要注意保护副肾动脉,并将其与受体血管做吻合,以保证其所供应区域肾脏血供。多支肾动脉者也应分别做吻合。

(2)肾静脉:肾静脉在肾内存在广泛的吻合,在肾门内侧多有 2~4 个属支,大部分属支与动脉分支伴行,最后以接近直角汇入下腔静脉。肾静脉支数单支多见,亦有少数为双支,若为 2 支肾静脉者,往往上一支较粗,可视为肾静脉主干。在行静脉吻合时,由于静脉在肾内存在广泛的吻合,一般选择肾静脉主干与髂外静脉作吻合。

对于活体供肾,应对双肾进行评估,确保供肾切除后,保留肾功能正常,满足供体自身生理功能需求。临床上由于左肾静脉较长，通常选择左肾作为供肾。术前评估供肾血管解剖至关重要，了解肾动脉数量，长度、位置以及分支情况，决定手术的操作。但对肾脏准确的血管解剖评估，多数依赖 CT 血管造影技术以及 MRI 血管造影技术。

（二）双侧输尿管及膀胱检查

观察输尿管有无扩张，排除二者存在结石和占位性病变等。

（三）其他脏器检查

包括肝脏、胆道、胰腺、脾脏以及心脏功能检查以筛除基础病变，如果存在其他脏器恶性病变或者目前公认无法作供体的疾病，则不能作为供体。心脏功能评估技术及内容参看心脏移植章节。

二、受者术前评估常规

常规评估同供体。重点对髂血管、泌尿系及心脏功能进行针对性评估，具体如下：

（一）髂血管检查

常规位置扫查，二维超声测量髂总、髂内、髂外动静脉直径、评估其走行是否有变异，动脉壁有无硬化，有无动脉瘤形成，静脉管腔透声是否良好，有无血栓。彩色多普勒评估髂血管血流状态，观察静脉管腔是否有充盈缺损（血栓）等，观察动脉是否存在狭窄等。临床上，髂内动脉短而粗，位置深、固定，肾移植时分离及利用较困难。髂外动脉位置恒定，管径较粗，相对较浅，利用相对较容易。

（二）泌尿系检查

评估患肾大小、形态及肾实质性损害程度及类型（如炎症性肾损害、多囊肾等），若可疑患者存在多囊肾，应同时着重观察患者肝脏是否存在多囊性改变；观察患肾是否存在占位性病变，若存在占位性病变，应明确其位置、大小、内部回声及其与肾被膜及周围组织之间关系等情况，同时对局灶性病变且超声倾向恶性病变的患者，应对其全身情况（如腹腔其他脏器及腹腔淋巴结）进行评估。

（三）心脏功能评估

重点评估是否存在尿毒症性心肌病，其表现为由于心脏前后负荷增加导致的左心增大，左心室壁代偿性增厚、运动幅度减弱、收缩及舒张功能下降，以舒张功能下降为主，肺动脉高压等（图 2-1）。其他心脏功能评估技术及内容见第四章。

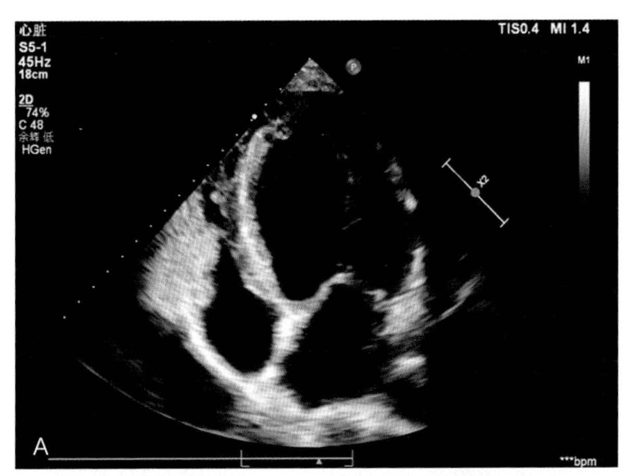

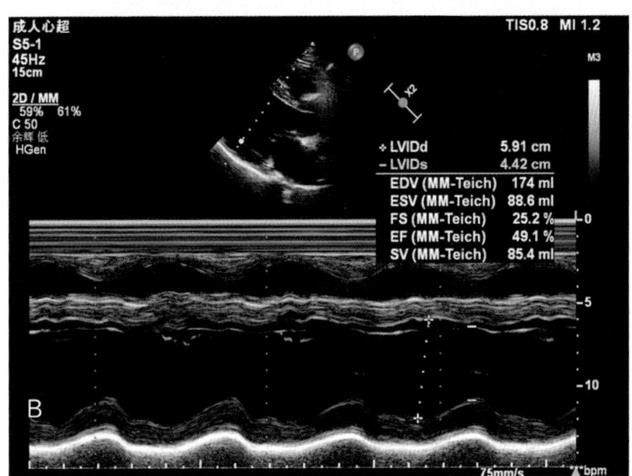

图 2-1　尿毒症患者超声心动图检查

A：心尖四腔心切面显示左心增大；B：M 型超声显示左心室增大，左心室壁增厚，运动欠协调，心功能减低

第三节 术中超声评估要点及常规

超声医师了解术中移植肾血管重建方式是术后进行针对性监测诊断的基础。由于左侧相应位置有乙状结肠存在,移植肾首选的位置为右侧髂窝腹膜外间隙。儿童有时将移植肾放置在腹膜间隙。常见的管道重建方式如下:

一、静脉吻合方法

常规采用供肾静脉主干与髂外静脉端侧吻合。

二、动脉吻合方法

1. 对于尸体源肾移植,取肾时将主肾动脉相连的腹主动脉壁也切一部分,呈椭圆形,与髂外动脉进行端侧吻合。

2. 对于活体源肾移植,主肾动脉直接与髂外动脉进行端侧吻合或与髂内动脉进行端端吻合,后者相对少见。

3. 如果存在多支供肾动脉,在肾移植取肾时,要注意对多支肾动脉的保护,并将其与受体血管做吻合,以保证相应区域移植肾血供。

三、输尿管吻合

移植肾尿液引流最常采用输尿管膀胱吻合术,输尿管与膀胱顶部进行吻合,吻合孔位置高于原输尿管膀胱连接部。为了减少输尿管狭窄的发生和尿液的溢出,通常在输尿管内放置支架,自移植肾肾盂至膀胱内,支架通常于术后 2 周至 3 个月取出。

第四节

术后超声评估要点及常规

一、监测时间

肾移植术后,超声动态监测肾脏形态、回声、血流动力学是临床评估移植肾功能恢复的重要影像学手段。常规术后24小时内进行首次超声监测,1周内每天复查超声1次,1周以后根据患者恢复情况制定随访方案。术后存在并发症、恢复缓慢者,可增加检查次数。

二、检查内容及诊断标准

(一)移植肾形态及大小

患者取仰卧位,移植肾位于髂窝内,上极靠外,下极靠内,肾门向内靠后,凸缘向外偏前,紧贴腹壁。探头长轴一般与腹壁切口方向一致,微调探头,避免过度加压,取移植肾最大冠状切面,测量移植肾长径及宽径,取移植肾肾门部横切面,测量移植肾厚度(图2-2),大小接近或稍大于正常肾。正常移植肾边界清晰,包膜光滑完整,实质呈低回声表现,皮髓质分界清晰,集合系统无扩张,肾柱、锥体宽度0.6~1.0cm,皮质厚度0.6~0.8cm。

(二)移植肾血流参数测量

一般取移植肾最大冠状切面,彩色多普勒观察移植肾血流分布,各级肾动脉依次为肾动脉主干、肾段动脉、叶间动脉、弓形动脉及小叶间动脉,各级肾静脉与同名动脉伴行(图2-3),分别观察其血流充盈及分布情况。使用脉冲多普勒测量各级动脉的血流速度、阻力指数(RI)和加速时间(SAT)。应用能量多普勒观察肾内微小血管及低速血流信号,能更真实地反映血流灌注情况。

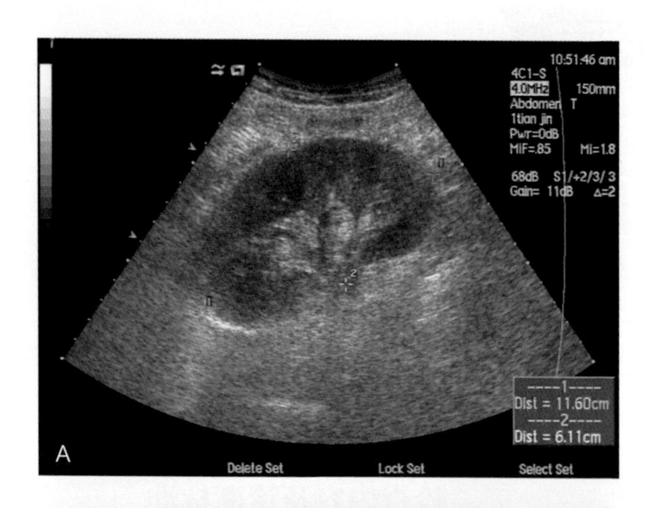

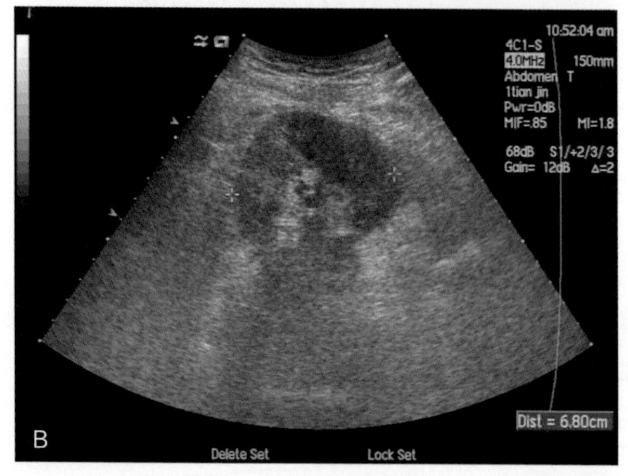

图 2-2　移植肾常规二维标准切面测量

A：最大冠状切面测量移植肾长径及宽径；B：肾门部横切面测量移植肾厚度

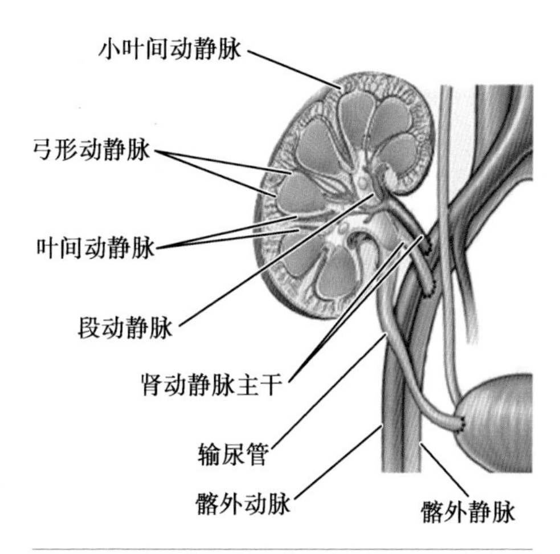

图 2-3　移植肾血管、输尿管吻合以及各级肾动静脉血流分布示意图

正常移植肾中，彩色多普勒显示各级肾动脉及伴行静脉呈从肾门部放射的“树枝状”分布，动脉与伴行静脉显示为红蓝不同色彩（图 2-4A）；能量多普勒显示各级肾血流逐渐变细，充盈良好，连续性好，遍布整个实质，形似“珊瑚状”，皮质小叶间血流显示为网状分支，部分可达肾被膜（图 2-4B）。频谱多普勒测量正常移

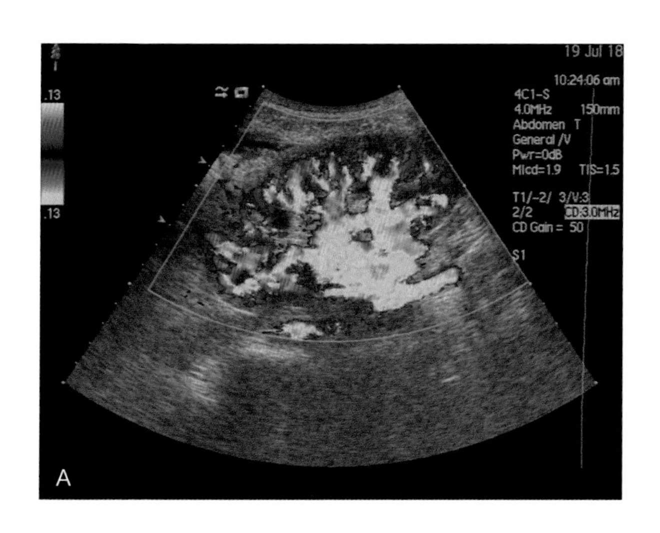

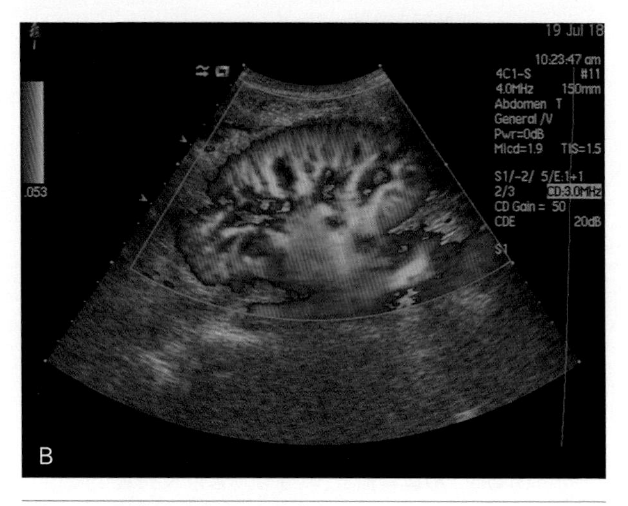

图 2-4　正常移植肾血流分布

A:彩色多普勒显示肾内动脉及伴行静脉丰富血流;B:能量多普勒显示肾内各级血流分布

植肾内各级动脉频谱为低阻型,收缩期上升陡直,舒张期下降缓慢,动脉峰值流速从肾动脉主干、段动脉、叶间动脉、弓形动脉以及小叶间动脉逐渐下降。临床实际工作中,对于术后移植肾血流充盈良好,皮质血流丰富的患者,一般选择小叶间动静脉进行流速测量,对于皮质血流充盈欠佳患者,通常选择叶间动脉进行测量,一般叶间动脉峰值流速在 15~40cm/s 范围内,各级动脉加速时间 0.05~0.07 秒,阻力指数 <0.84(图 2-5A),肾静脉血流方向与伴行动脉血流方向相反,肾内小静脉血流频谱呈连续性带状,部分受伴行动脉影响,可略有起伏,肾内小静脉流速不低于 10cm/s(图 2-5B)。

(三)移植肾血管吻合口血流检测

检查吻合口处血流时,调节彩色量程至高速血流状态,以减少彩色混叠及外溢。选择移植肾冠状切面或肾门部短轴切面,彩色多普勒显示肾门部肾动脉和肾静脉主干血流,然后沿其走行方向追踪扫查,直至与髂血管吻合处(图 2-6)。观察吻合口血流充盈情况、有无血流绕行、外溢或五彩镶嵌等异常血流。

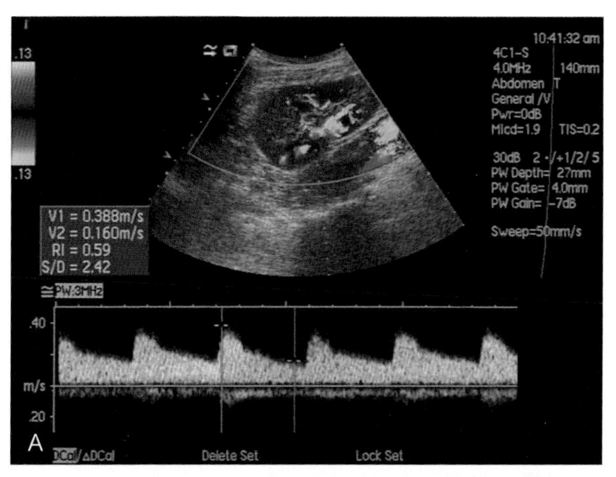

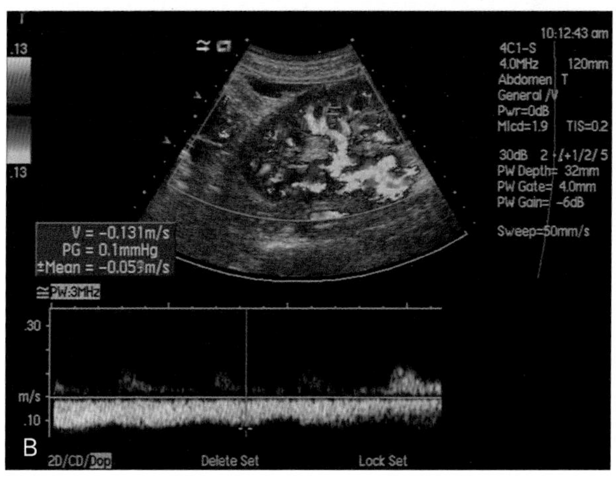

图 2-5　正常移植肾频谱多普勒血流测量

A:叶间动脉血流流速测量;B:肾内小静脉血流流速测量

(四)移植肾输尿管扫查

一般取移植肾冠状切面显示集合系统,图像较好的患者可沿肾盂追踪扫查其至与膀胱吻合口处,肥胖及肠管胀气患者中下段输尿管显示欠满意。术后早期患者常规于输尿管内放置双“J”支架管,自移植肾肾盂至膀胱内,以引流尿液,减少输尿管狭窄的发生和尿液的溢出,术后2周至3个月取出,因此在术后早期,移植

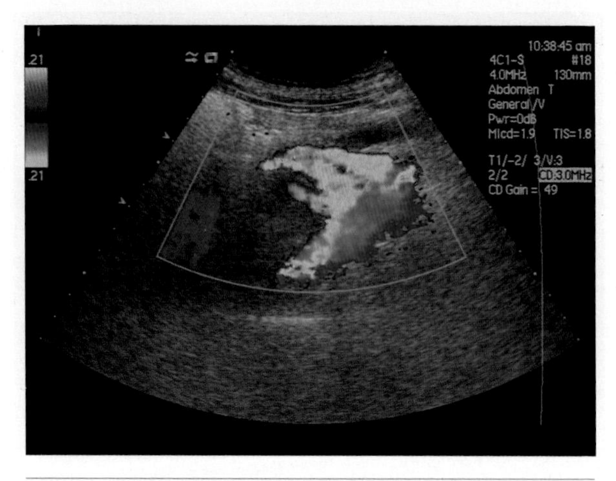

图 2-6　移植肾动脉及静脉与髂血管吻合口处血流

肾肾盂内、输尿管及膀胱腔内可见强回声管状影。观察输尿管有无增宽，并测量其宽度，观察腔内是否有异常回声，若移植肾肾盏以及输尿管扩张，应怀疑远端尿路梗阻。

（五）其他

如积液量、位置及性状等。

第五节

肾移植术后常见并发症

一、常见肾实质病变引起的肾功能不良

造成移植肾功能恢复差或衰竭的最常见原因，包括急性肾小管坏死、排斥反应（超急性、急性、慢性）以及药物毒性。但上述几种病变，除了发生时间，临床表现缺乏特异性。例如，超急性排斥反应通常发生在复苏室，急性肾小管坏死通常发生在术后 2~3 天，而急性排斥反应、慢性排斥反应与药物毒性发生时间相对较晚。

同样，超声表现也缺乏特异性。肾实质回声可以增强也可以减低，皮髓质分界可以增强也可以减低，但分界不清，肾窦结构不清，移植肾肿大伴或不伴皮质增厚，这些图像表现均可以出现。频谱检查通常动脉 RI>0.8，但这反映肾功能不良不具备特异性，RI 的增加很可能反映外周血管阻力的增加，而阻力增加有可能是由多种原因引起的，包括任何引起肾间质水肿的因素。相反，RI 值在正常范围内也不能排除有潜在病变的可能。大多数情况下，穿刺活检与血清学检查仍然是诊断肾功能不良潜在病因的金标准。

（一）急性肾小管坏死（acute tubular necrosis，ATN）

ATN 发生多见于术后 2~3 天，但也可以在术后立即发生。大部分 ATN 在 2~3 周后缓减，部分可持续 3 个月。血管吻合成功前的肾实质缺血是造成 ATN 的主要原因，高危因素有缺血时间较长、低血压、手术中大量失血等。

灰阶超声表现如前所述缺乏特异性。严重者肾体积可增大，彩色多普勒显示肾内血流分布减少，频谱动脉 RI 增高，但亦缺乏特异性，与广泛肾小管细胞肿胀变性、坏死，间质水肿压迫肾血管，导致微血管阻力增加有关。普遍认为，RI 随着病程发展在变化，在少尿期 RI 明显升高，舒张期肾内动脉可无血流灌注，随病理进程，到恢复期 RI 可降到正常范围。明确诊断依赖肾组织穿刺活检（图 2-7）。

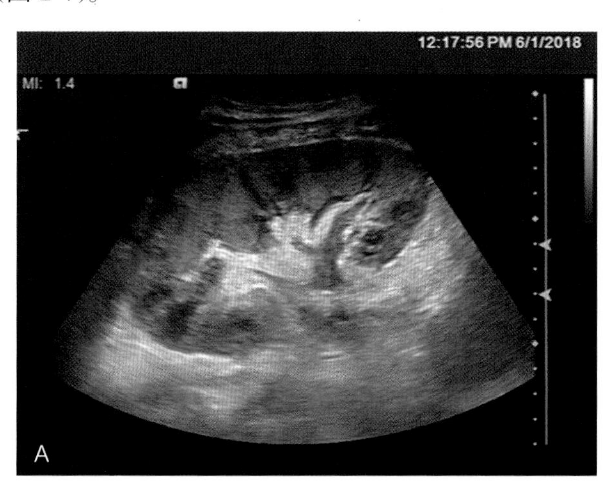

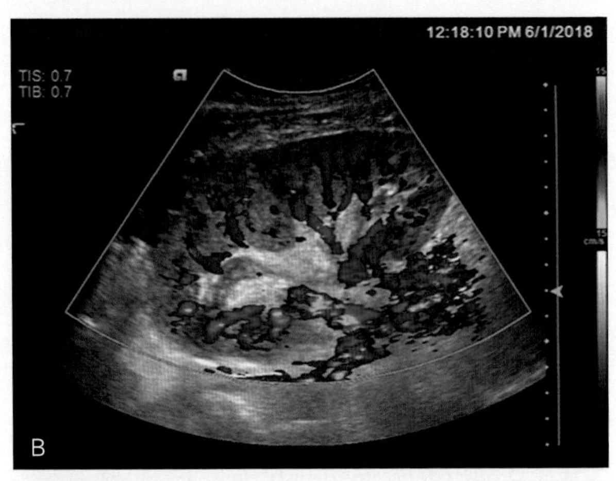

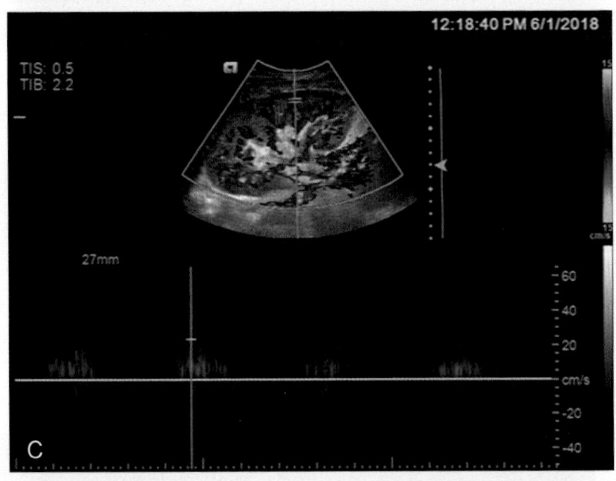

图 2-7 移植肾急性肾小管坏死(经病理学组织穿刺活检证实)
A:移植肾肿大,实质回声增强;B:皮质血流分布尚可;C:动脉呈高阻力状态,舒张期无血流

(二) 急性排斥反应

通常发生在肾移植术后 6~90 天内,发生率为 20%~40%。

二维超声表现:肾脏肿大、皮质增厚、回声增强,肾锥体增大膨隆。彩色多普勒:轻度急性排斥反应移植肾内血流基本正常,严重者肾内血流充盈减少,呈点状或棒状,甚至皮质内无血流充盈。频谱多普勒：急性排斥反应是引起移植肾动脉阻力增高的基础，收缩期频谱上升陡直，舒张期血流减少，甚至消失，呈高速高阻血流频谱，动脉阻力指数在 0.8~1.0 之间。以上表现亦缺乏特异性，确诊依赖肾组织穿刺活检（图 2-8）。

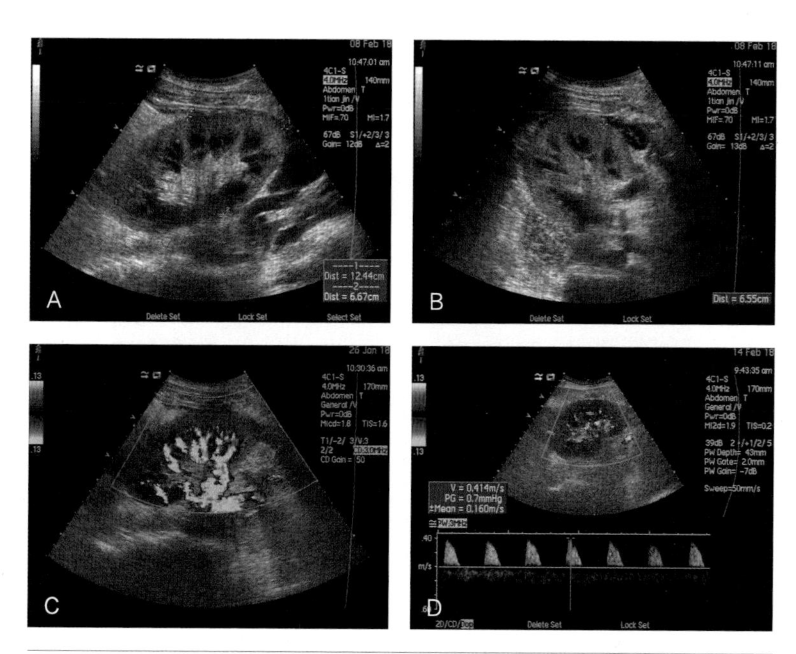

图 2-8　移植肾急性排斥反应（术后 8 天检查图像）

A、B：二维显示移植肾肿大，皮质增厚，回声增强；C、D：彩色及频谱多普勒显示移植肾皮质血流欠丰富，动脉呈高阻力状态，舒张期无血流

二、移植肾血管并发症

（一）移植肾动、静脉血栓

1. 动脉血栓　常于术后早期发生，发生率低，占 1%~2%，原因与急性和超急性排斥反应、血管吻合技术差、潜在高凝状态、血管管径不匹配、ATN、长时间缺血、局部感染等相关。临床表现为局部疼痛，突发无尿。迅速诊断，行手术探查取栓或溶栓治疗可以挽救肾功能，肾动脉栓塞晚期，肾功能已无法挽回，应予以切除。二维

超声无特殊改变，彩色多普勒表现多与具体栓塞血管段有关，若为肾动脉主干栓塞，则全肾无血流充盈，可引起全肾梗死，超声造影显示全肾无或稀疏点状造影剂灌注（图 2-9）；若为某段或叶间动脉闭塞，或为术中行两支或多支动脉吻合，术后某一吻合支闭塞，则引起相应供血区域的缺血或坏死，表现为栓塞远心端动脉分支无血流信号，可引起肾局灶性梗死，超声造影显示部分肾脏可见血流灌注，部分动脉栓塞段肾脏无或稀疏点状造影剂灌注（图 2-10）。

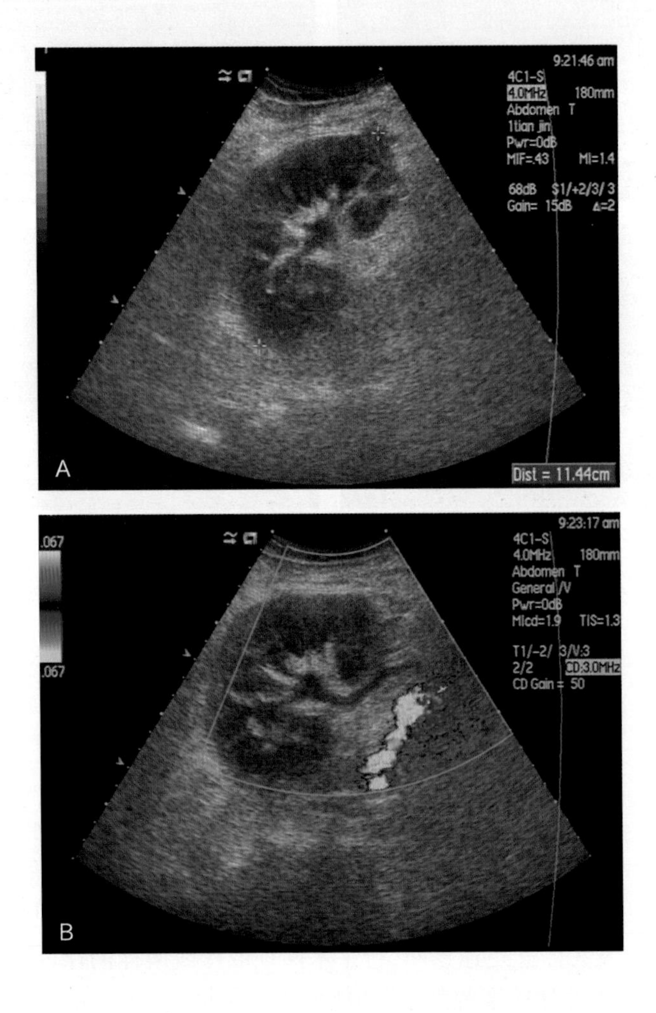

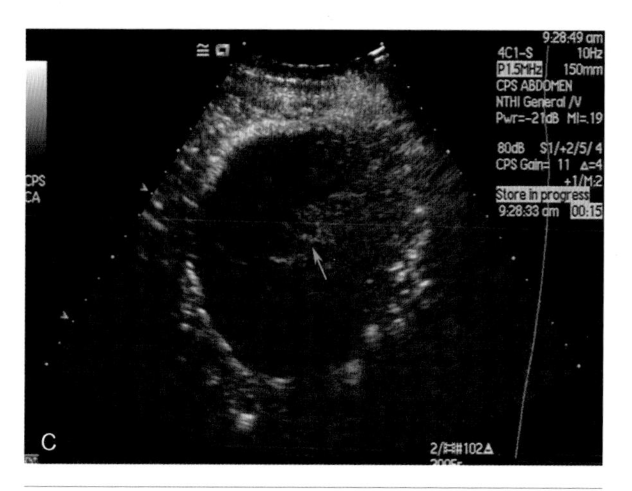

图 2-9　移植肾全部梗死(肾移植术后 25 天)

A:二维显示移植肾形态及实质回声无明显异常改变;B:彩色多普勒显示移植肾无明显血流信号;C:超声造影显示造影剂推注 40 秒后移植肾仍无明显造影剂灌注

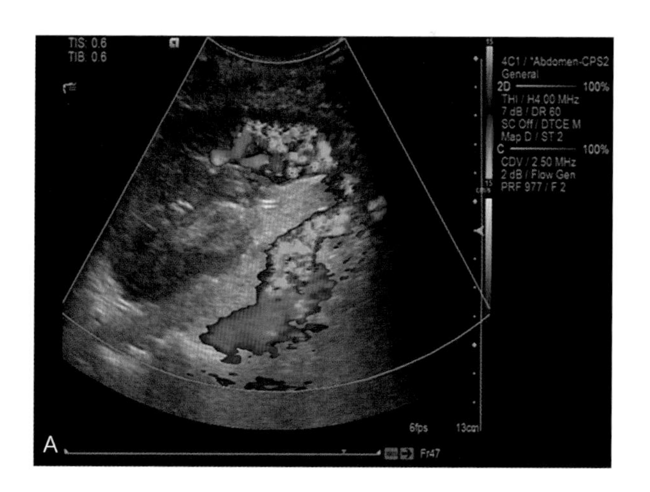

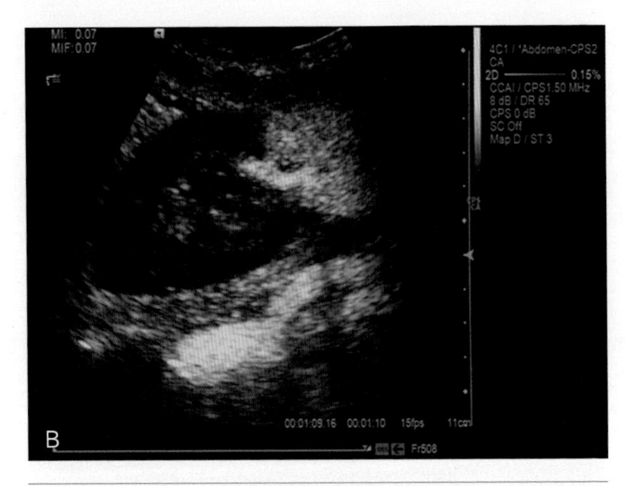

图 2-10　移植肾局部梗死(肾移植术后 4 天)

A:彩色多普勒显示移植肾仅下 1/3 可见血流充盈,而上 2/3 未见明显血流信号;B:超声造影显示造影剂推注 70 秒后移植肾仍显示为仅下 1/3 可见造影剂灌注,上 2/3 未见造影剂灌注

2. 静脉血栓　常于术后 1 周内发生,较少见。临床表现为尿少,移植肾肿胀、触痛等。如果能早期诊断,采取血栓摘除术则可阻止肾功能的恶化。如诊断时已出现梗死,则需要采取肾摘除术和再次肾移植。高危因素包括低血压、血液高凝状态、急性排斥反应、肾周积液对静脉压迫,以及髂静脉血栓的延伸等。

二维超声:表现为移植肾体积明显肿大、形态饱满、结构模糊、实质增厚、皮质回声减低。肾静脉腔内有时可见血栓回声。有的患者二维声像图可能无明显异常。彩色多普勒:显示肾静脉腔内血流充盈缺损或因充满血栓难以显示血流信号,由于肾静脉堵塞,动脉阻力增大,随着时间延长,肾动脉腔内也会出现血栓,彩色多普勒整体表现为移植肾仅见星点状血流信号闪烁。频谱多普勒:于栓塞段静脉腔内不能测及血流频谱。肾动脉频谱收缩期上升陡直,下降快速,RI 增高,严重时舒张期血流消失甚至出现负向血流。但舒张期负向血流为非特异性表现,这一现象还可见于严重排斥反应和急性肾小管坏死。但若结合静脉内血流信号消失既可作出肾静脉血栓的诊断。超声造影显示：移植肾动脉灌注显著延迟，呈“闪烁状”向肾内缓慢推进灌注，肾皮质可呈无灌注表现。移植肾静脉不显影（图 2-11）。

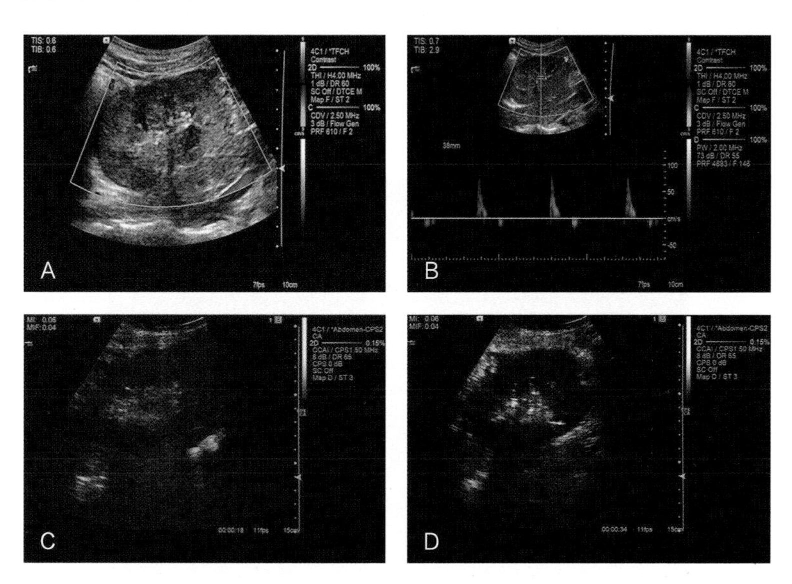

图 2-11　移植肾静脉栓塞血流

A：移植肾形态饱满，肾内血流分布稀疏；B：移植肾动脉频谱收缩期上升陡直，下降快速，舒张期反向血流；C：造影剂推注 18 秒后髂动脉、肾门处肾动脉主干开始灌注显影；D：造影剂推注 34 秒后肾内段动脉仅见星点状显影，肾皮质呈无灌注表现，移植肾静脉未显影

（二）移植肾动脉狭窄

肾动脉狭窄是肾移植术后较常见的血管并发症，发生率为 1%~12%。肾动脉狭窄在活体肾移植中较尸体肾移植多见，这是由于尸体供肾会将肾主动脉连同部分主动脉壁一同切除与受体髂外动脉做端侧吻合，端端吻合较端侧吻合容易出现吻合口狭窄。狭窄通常发生在吻合口处，多见于术后 3 个月至 2 年，可能与肾动脉内膜损伤或瘢痕化、排斥反应等相关，临床表现为高血压、移植肾区血管杂音、进行性肾功能减退等。二维超声难以清晰显示狭窄处血管管腔，彩色多普勒显示狭窄处血流束变细，色

彩明亮，呈混叠花色。频谱多普勒显示收缩期峰值流速增高，推荐流速值大于 200~250cm/s、狭窄远端出现小慢波。但一些学者认为峰值流速对诊断移植肾动脉狭窄特异性不高，小慢波仅提示近端存在狭窄可能，狭窄可位于髂外动脉、腹主动脉甚至心脏瓣膜，由于缺乏多普勒诊断的特异性指标，通常建议进行磁共振血管成像（图 2-12）。

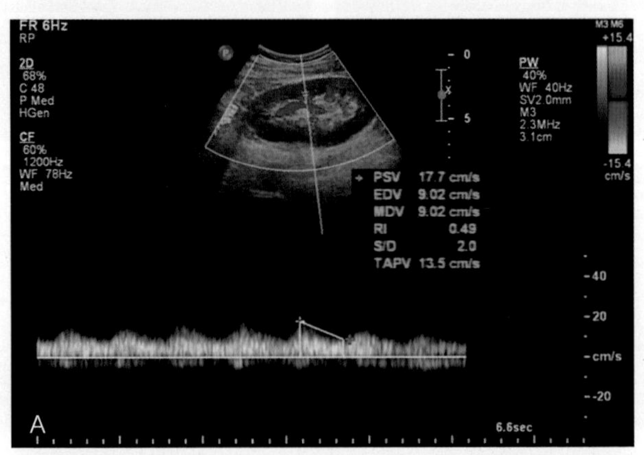

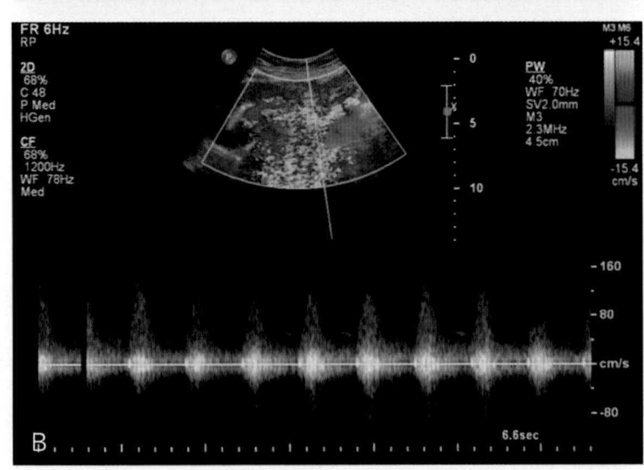

图 2-12 移植肾动脉吻合口狭窄（肾移植术后 2 年）

A：肾内动脉呈“小慢波”，流速低，加速时间延长；B：肾动脉吻合口处高速血流，达 150cm/s

（三）假性动脉瘤

1. 肾内假性动脉瘤 常继发于经皮活检术，从穿刺处溢出血管壁的血液在周围软组织的压迫下形成。二维超声表现为肾内单一或复杂性囊肿，其内可能存在血栓。彩色多普勒显示无回声肿块内“涡流状”血流信号。

2. 肾外假性动脉瘤 多发生在动脉吻合口处，多因吻合口处撕裂或感染等原因引起，通常需要介入治疗。二维超声表现为肾门处局限性无回声区（图 2-13A），彩色多普勒可见瘤体内“双向”血流信号，呈“涡流状”，频谱于瘤颈部可见收缩期由动脉“喷射”入瘤体内的高速血流束，位于基线上方，舒张期瘤体内血液回流入动脉腔，血流暗淡，位于基线下方（图 2-13B）。

三、肾周积液

肾周积液包括肾周血肿、淋巴囊肿、尿囊肿、单纯性渗出、脓肿等。

（一）肾周血肿

血肿较常见，常发生在术后早期，亦可见于移植肾穿刺活检术后。血肿常发生在移植肾被膜下、吻合血管周围或穿刺部位，有无意义取决于它的范围、部位及增长速度，小的血肿可以自行吸收，大血肿会占据肾的位置，对血管和输尿管造成挤压从而引起血管

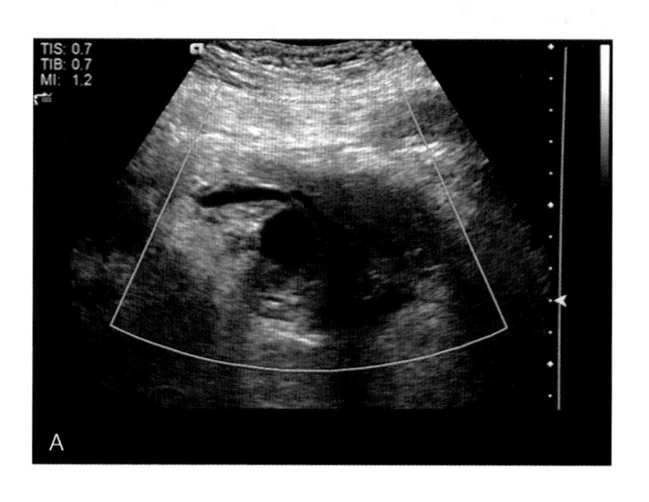

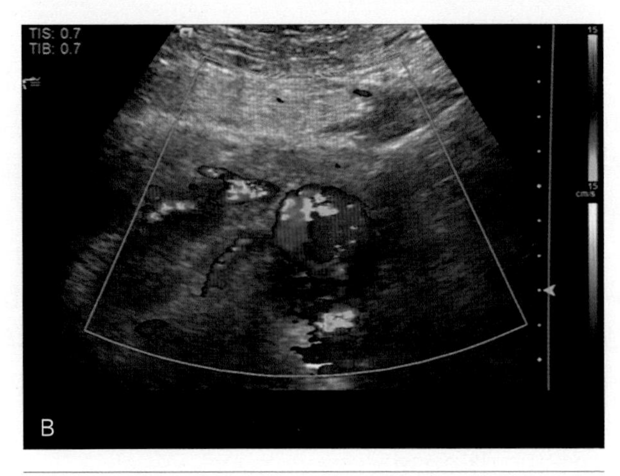

图 2-13 移植肾动脉吻合口处假性动脉瘤形成

A:二维显示移植肾肾门处局限性无回声区;B:彩色多普勒显示瘤体内“双向”血流信号,呈“涡流状”

损害和肾盂积水,出现这类情况需要采用外科方法进行减压。超声特点与血肿形成时间相关,血肿刚形成时,声像图表现为新月形或不规则无回声区,透声好;纤维素渗出后,多有浮动的弱回声点及条状中等回声;24 小时后血液凝固呈低 - 中高回声表现(图 2-14)。

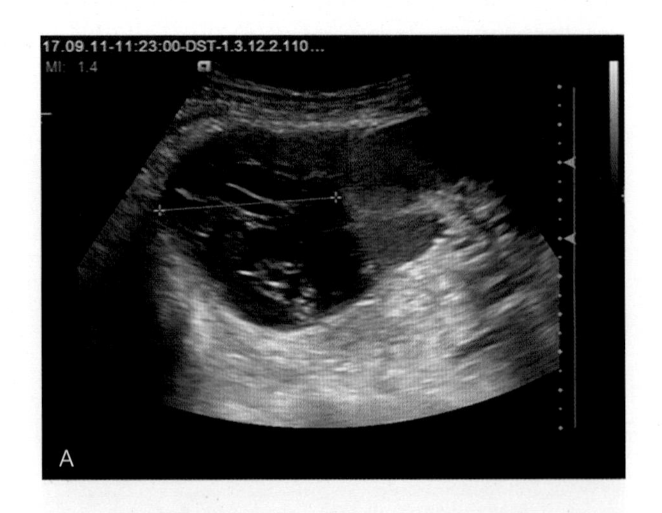

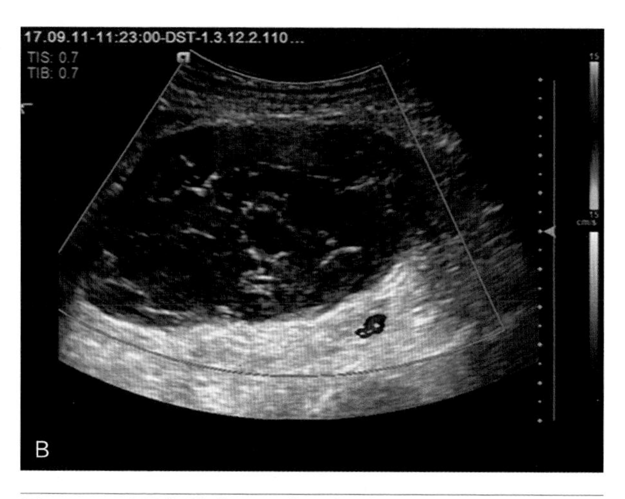

图 2-14　移植肾被膜下血肿形成(术后第 3 天检查图像)
A:短轴声像图;B:长轴声像图(形态尚规则,内回声不均,可见条索样强回声)

(二) 淋巴囊肿

淋巴囊肿通常在术后 4~8 周出现,发生率为 0.5%~20%。其原因多为术中对髂血管周围淋巴管漏扎或结扎处脱落所致淋巴液漏出,有时会造成对输尿管和肾蒂血管的压迫,严重者可引起肾积水和 / 或肾动静脉流速增高。典型淋巴囊肿超声表现为无回声,可见分隔。肾周放置引流管有助于减少淋巴囊肿形成。

(三) 尿囊肿

术后发生尿囊肿相对少见,发生率约 1%,多发生在术后前 2 周,可能因尿液从肾盂、输尿管外漏所致。输尿管膀胱吻合口处尿液外漏可能由于手术操作缺陷、缺血或排斥反应引起输尿管吻合口裂开。尿性囊肿会引起患者腹痛、尿量减少和尿液自伤口外流现象。超声表现囊肿为无回声,边界清楚,囊隔少见,通常位于移植肾和膀胱之间。

四、移植肾积水

移植肾积水分为梗阻性和非梗阻性。梗阻可因肾周积液压迫，也可因血块或坏死脱落的肾乳头栓塞腔内引起，也可因输尿管远端结石或狭窄所致，轻度自限性梗阻常常是早期输尿管膀胱吻合口水肿所致。非梗阻性因素有膀胱饱满、感染及排斥等。临床表现为有不同程度的食欲下降、恶心、呕吐、发热、乏力、移植肾区酸痛以及血肌酐升高等。

肾积水程度的超声分级与自体肾相同，分为轻、中、重度 3 种程度：①轻度肾积水：肾外形和肾实质无改变，声像图上出现肾窦分离超过 1.5cm，肾盂、肾盏均有轻度扩张，但肾实质厚度及肾内彩色血流不受影响。②中度肾积水：肾盂、肾盏分离，肾盏扩张明显，积水的各个肾盏彼此分开，肾窦区显示手套状或烟斗状无回声区，肾外形和肾实质回声无明显改变。③重度肾积水：肾体积明显增大，形态失常，肾盂、肾盏明显扩大，肾窦回声被调色板样或巨大囊肿样无回声所取代，肾实质明显变薄，肾实质内彩色血流明显减少或消失（图 2-15）。

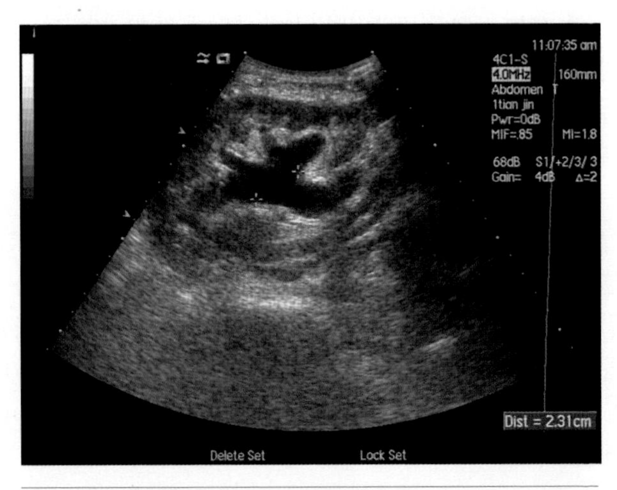

图 2-15 移植肾轻度积水（肾移植术后第 5 天，泌尿系感染）

第六节

推荐使用的超声新技术

一、超声造影

通过向静脉内推注微泡造影剂，可清晰显示移植肾各级动静脉走行及充盈状态，通过定量分析软件定量评价移植肾灌注情况。除外对造影剂过敏者，适用于所有需要评估移植肾血管及血供的患者。超声造影有助于提高肾血管和组织灌注显像，这对于检查轻微肾皮质灌注不良，鉴别高度肾动脉狭窄与血管扭曲和肾动静脉血栓有重要临床意义（图 2-16）。

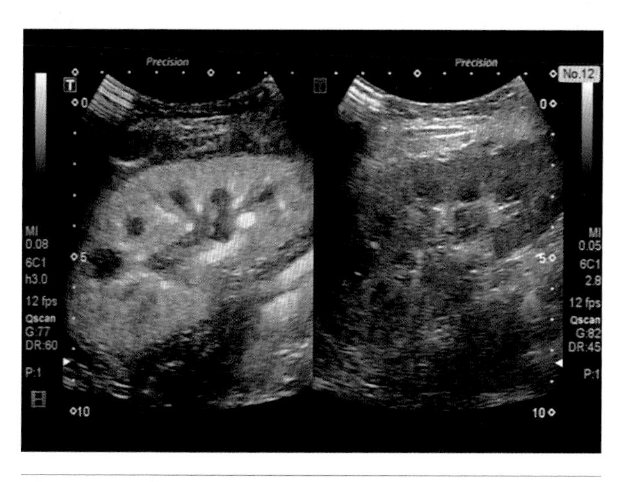

图 2-16　正常移植肾超声造影图

二、超微血管成像技术

超微血管成像技术（super microvascular imaging，SMI）技术是

一种基于彩色多普勒原理基础上发展起来的高灵敏度、高分辨率的彩色血流显示新技术。它可有效地将血流信号与覆盖于组织的运动伪影分离开来，保留最细微的低血流成分。具有显示低速血流信息、高的空间分辨率、稀少的运动伪像、高帧频成像及无需造影剂的特点，可更敏感地捕捉低速血流，对评估移植肾皮质微细血流有较高敏感性（图 2-17）。

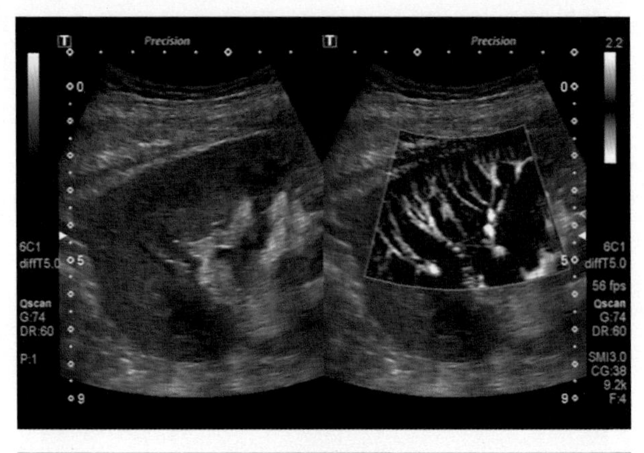

图 2-17 SMI 观察移植肾微细血流

三、弹性成像技术

其原理是基于生物组织都具有弹性这一物理特性而发展应用的，不同病理变化后组织弹性信息发生相应改变，超声弹性成像技术通过检测不同病变弹性性质的差异，从而对病变进行定性、定量分析以指导临床，研究证实，超声弹性成像通过对移植肾皮质硬度的定量分析可反映移植肾慢性损伤（图 2-18、图 2-19）。

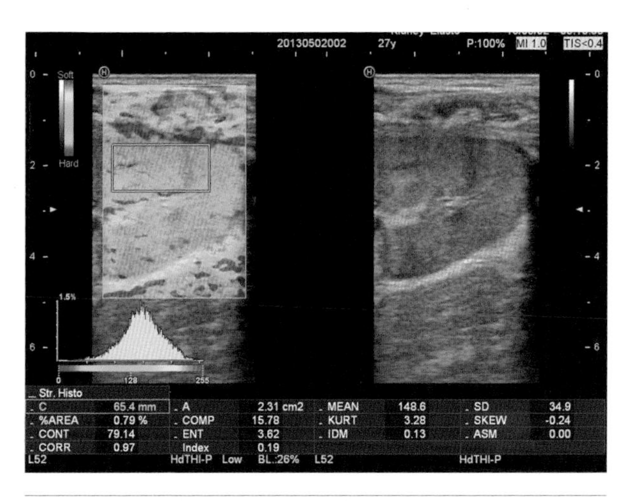

图 2-18 实时组织弹性成像技术定量分析移植肾实质弹性信息

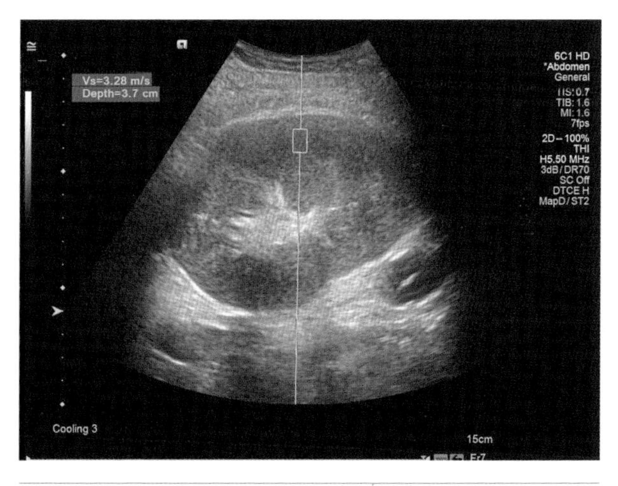

图 2-19 声触诊组织定量技术测量移植肾实质硬度

患者男性，23 岁，肾移植术后 2 个月，诊断为移植肾急性排斥反应，肌酐 149μmol/L，实质剪切波速度为 3.28m/s

（张国英）

参考文献

[1] 朱有华，石炳毅．肾移植手册 [M]. 北京：人民卫生出版社，2010.

[2] 高振利，石炳毅．现代活体肾移植 [M]. 北京：人民卫生出版社，2008.

[3] 张小东．肾移植诊疗学 [M]. 北京：人民卫生出版社，2007.

[4] 唐缨，李馨，胡翔宇，等．彩色多普勒在胰、肾联合移植术后移植体血流监测中的应用价值 [J]. 中国医学科学院学报，2008, 30 (1): 51-57.

[5] 傅强，李君青，庄国梅，等．移植肾的彩色多普勒超声表现 [J]. 中华超声影像学杂志，2008, 17 (6): 550-551.

[6] 毛鹏，何恩辉，唐缨．彩色多普勒超声诊断移植肾静脉血栓 1 例 [J]. 中国超声医学杂志，2009, 25 (2): 211-212.

[7] 温朝阳，童一砂．血管超声经典教程 [M]. 6 版．北京：科学出版社，2018.

[8] 赵亚平，武阳，翟庆华，等．彩色多普勒超声在移植肾静脉栓塞中的诊断价值 [J]. 中华超声影像学杂志，2008, 17 (3): 273.

[9] 李颖嘉，龚渭冰，王国宝．超声诊断移植肾慢性排异反应并局灶性梗死 1 例 [J]. 中华超声影像学杂志，2004, 13 (1): 55.

[10] 武红涛，唐缨，李菊香，等．超声造影诊断胰肾联合移植术后胰腺急性排异反应的价值 [J]. 中华超声影像学杂志，2016, 25 (5): 405-408.

[11] TANG Y, ZHAO J, LIU D, et al. Evaluation of Early Kidney Damage Caused by Brain Death Using Real-Time Ultrasound Elastography in a Bama Pig Model [J]. Ultrasound Med Biol, 2017, 43 (10): 2395-2401.

[12] 罗燕，林玲，张梅．超声造影诊断移植肾肾动脉狭窄及皮质完全梗死 1 例 [J]. 中华超声影像学杂志，2007, 16 (9): 758.

[13] 李建初，韩吉杰，姜玉新．移植肾动脉狭窄的彩色多普勒超声诊断 [J]. 中华超声影像学杂志，2004, 13 (10): 790-792.

[14] 陈妹华，张秋元，周德兴，等．彩色多普勒超声诊断移植肾术后假性动脉瘤形成 1 例 [J]. 中华超声影像学杂志，2015, 24 (12): 1087-1088.

[15] 王众，唐缨．彩超引导下经皮移植肾穿刺活检术的临床应用 [J]. 中国超声医学工程学会成立 30 周年暨第十二届全国超声医学学术大会论文汇编，2014.

［16］姜玉新，张运．超声医学[M]. 北京：中华医学电子音像出版社,2016.
［17］REDFIELD R, SCALEA R, ODORICO S. Simultaneous pancreas and kidney transplantation: current trends and future directions [J]. Curr Opin Organ Transplant, 2015, 20 (1): 94-102.
［18］SHAPIRO R, JORDAN ML, SCANTLEBURY VP, et al. Renal allograft rejection with normal renal function in simultaneous kidney/pancreas recipients: does dissynchronous rejection really exist?[J]. Transplantation, 2000, 69 (3): 440-441.
［19］MCARTHUR C, BAXTER GM. Current and potential renal applications of contrast-enhanced ultrasound [J]. Clin Radiol, 2012, 67 (9): 909-913.
［20］GAO J, WEITZEL W, RUBIN JM, et al. Renal transplant elasticity ultrasound imaging: Correlation between normalized strain and renal cortical fibrosis [J]. Ultrasound Med Biol, 2013, 39 (9): 1536-1542.
［21］LIN HY, LEE YL, LIN KD, et al. Association of renal elasticity and renal function progression in patients with chronic kidney disease evaluated by real-time ultrasound elastography [J]. Sci Rep, 2017, 7: 43303.
［22］ORLACCHIO A, CHEGAI F, DEL GC, et al. Kidney transplant: Usefulness of real-time elastography (RTE) in the diagnosis of graft interstitial fibrosis [J]. Ultrasound Med Biol, 2014, 40 (11): 2564-2572.
［23］SAAT C, SUSA D, ROEST HP, et al. Acomparison of inflammatory, cytoprotective and injury gene expression profiles in kidneys from brain death and cardiac death donors [J]. Transplantation, 2014, 98 (1): 15-21.
［24］田青，袁建军，朱好徽，等．超微血流成像技术在评价移植肾功能中的应用价值初探 [J]. 中华超声影像学杂志，2018, 27 (1): 49-52.
［25］牛宁宁，唐缨，武红涛，等．慢性移植肾损伤的组织弥散定量分析与血肌酐水平的相关性研究 [J]. 中华超声影像学杂志，2014, 23 (10): 875-878.
［26］樊韵玲，何婉媛，季正标，等．声辐射力脉冲弹性成像技术评估移植肾弹性硬度的影响因素分析 [J]. 中国超声医学杂志，2018, 34 (9): 807-809.

第三章

胰腺移植超声诊疗常规

胰腺移植是指将带有血管并有活力的胰腺全部或节段体尾部移植给另一个体，使受者获得其所缺乏的胰腺内分泌功能。1966年 Kelly 和 Lillihei 施行了首例胰腺移植。近些年，胰腺移植的外科技术不断改进，同时新型免疫抑制剂的研发与应用，使移植胰腺的存活率明显提高，术后10年达54%。目前胰腺移植已经成为治疗糖尿病、改善患者生活质量的有效方法。但是胰腺移植术后早期并发症的发生率仍明显高于其他脏器移植，为30%~40%，影响了患者预后。

超声检查因其便捷性、无创性、实时性等优点在诊断胰腺移植术后并发症方面起着重要作用，特别是超声造影技术的应用，能够评价胰腺组织的微循环灌注，有助于诊断急性排异反应、血栓形成、急性胰腺炎等并发症，有较高的临床应用价值。

第一节

设备准备及调整

一、设备准备

（一）仪器选择

应用彩色多普勒超声仪，高分辨力的仪器能获得质量更好的超声图像。

（二）探头选择

成人选用3~5MHz凸阵探头，肥胖者可用2.5MHz探头。对于儿童或瘦小患者还可配合使用线阵探头，频率5~7MHz。

二、图像调整

（一）灰阶图像调节

1. 显像深度一般设定8~10cm，特殊体形（如肥胖）可适当加大深度。

2. 调节增益、帧频、动态范围，合理减少显示面积，增加敏感性。

（二）多普勒参数调节

1. 彩色取样框调节可以提高彩色血流敏感性显示，取样框大小调整至略大于要显示的区域。

2. 彩色标尺应根据血流速度进行调节，一般设定15cm/s左右。

3. 调节彩色滤波、彩色增益，减少组织彩色伪像、彩色溢出等干扰信号。

第二节 术前超声评估要点及常规

一、供者术前评估常规

质量良好的供者器官是器官移植取得成功的先决条件,因此需要对供者进行必要的筛选。供胰大部分取自心、脑死亡器官捐献供者,节段胰腺移植亦可取自活体供者。对于胰腺供者的选择应符合器官移植供者一般的选择标准,且无糖尿病史。超声评估供胰的解剖结构、形态大小,排除畸形、胰腺肿瘤、胰腺囊肿、胰腺组织钙化、急慢性胰腺炎、胰管结石等。活体供者还需进行腹部、心脏等全面常规检查,以排除其他器官疾病。

二、受者术前评估常规

详细的术前评估对患者的术后转归至关重要。长期罹患糖尿病导致很多患者术前合并多个危险因素,经过详细的术前评估,改善患者的术前状态,可以减少术后并发症,改善预后。

(一) 手术适应证与禁忌证

1. 单纯胰腺移植的适应证 ①1型糖尿病:有严重视网膜病变,或激光治疗无效;"不稳定"性糖尿病;胰岛素抵抗、治疗困难者;严重神经性疼痛。②2型糖尿病:胰岛功能衰竭,需大剂量胰岛素治疗。③慢性胰腺炎或胰腺癌行全胰切除后。

2. 胰肾联合移植的适应证 ①1型糖尿病:并发终末期肾衰竭(尿毒症期);单纯肾移植后移植肾衰竭。②2型糖尿病:并发终末期肾衰竭(尿毒症期),需大剂量胰岛素治疗。③肾移植后糖尿病、移植肾衰竭。

胰腺移植的绝对禁忌证与其他脏器移植一样,包括未治愈的恶性肿瘤;难以控制的全身性感染;合并严重的心、肺、脑等重要器官的器质性病变；近期（<6个月）心肌梗死史；恶性肿瘤未治疗或治愈后未满1年者；获得性免疫缺陷综合征和明显的依从性不良等。随着学科的发展，禁忌证也在不断变化，很多以往认为的绝对禁忌证成为相对禁忌证。

（二）超声评估内容

1. 心脏评估 心脏疾病是导致胰腺移植受者死亡的常见原因，明显影响受者和移植物的存活率。糖尿病患者通常患有潜在的冠状动脉疾病或在移植术前未能得到彻底治疗，由于外科手术应激导致围手术期发生心脏病的风险较高。心脏彩色超声检查，了解有无心包积液、心脏大小、左心室射血分数等。

2. 血管条件评估 由于糖尿病容易累及外周血管发生病变，因此糖尿病患者外周血管疾病的发生率较高。移植胰腺通过与受者髂血管吻合完成血管重建，所以在移植术前应进行全面的血管评估。

3. 泌尿系统评估 糖尿病容易累及小动脉出现血管硬化，对于合并终末期肾病的患者应行胰肾联合移植。术前对肾脏的评价方法及标准同于肾移植术前。如果拟行胰液膀胱引流术式，应作膀胱造影、膀胱残余尿检查，充分评估膀胱功能。合并膀胱无功能的移植手术候选者应该通过膀胱内压力测定方法进行尿流动力学评估。移植术前也应该排除患者是否有慢性或反复发作的泌尿系统感染或输尿管尿液反流，必要时行尿路造影。

4. 行全身检查除外恶性肿瘤。

第三节

术中超声评估要点及常规

胰腺移植的外科术式主要包括单纯胰腺移植（pancreas transplantation alone，PTA）、肾移植后胰腺移植（pancreas after kidney transplantation，PAK）和同期胰肾联合移植（simultaneous pancreas and kidney transplantation,SPK)等术式。行 PTA 和 PAK,选择下腹腹直肌旁切口;行 SPK,选择双侧中下腹腹直肌旁切口或中下腹部正中切口。胰腺一般植入右侧腹膜外或腹腔内,带有肠系膜上动脉和腹腔干的腹主动脉袖片或重建的"Y"形动脉与受者的髂总动脉或髂外动脉作端侧吻合,移植胰腺门静脉与受者的髂总静脉或髂外静脉端侧吻合。

胰腺外分泌引流方式有胰液膀胱引流和肠道引流两种。胰液膀胱引流术式:移植物植入腹腔外,胰头部朝向尾侧,供胰所带十二指肠节段与膀胱底部侧侧吻合。胰液肠道引流术式:移植物植入腹腔内,胰头部朝向头侧,供胰十二指肠节段与受者 Roux-en-Y 空肠作侧侧吻合或端侧吻合,吻合口距 Treiz 韧带 40~50cm,亦可将十二指肠与受者的空肠仅行侧侧吻合,不作 Roux-en-Y 形吻合。

由于移植胰腺多放置于髂窝,位置表浅,血管吻合完成后外科医生可通过观察移植胰腺的颜色、血管搏动情况判定血管吻合效果,因此无特殊情况不需要进行术中检查。

第四节

术后超声评估要点及常规

胰腺移植术后定期监测移植胰腺的形态、大血管及腺体内的血流以及胰周情况等,有助于及时发现术后并发症,帮助临床早期处理,改善患者预后。

一、监测时间

常规术后 7 天内每天检查一次,1 个月内每周检查 2~3 次。根据患者的血糖、血淀粉酶、C- 肽等化验指标的变化情况具体制定超声监测时间方案。

二、检查内容及诊断标准

（一）检查方法

1. 患者平卧位，充分暴露手术区域。

2. 探头置于手术区域，沿胰腺长轴顺行扫查，辅以短轴切面扫查。由于移植胰腺多放置于下腹髂窝内，位置表浅，易于显示。

（二）检查内容及诊断标准

1. 灰阶超声　利用二维超声可以清晰显示移植胰腺的形态轮廓，腺体实质以及胰周情况等，并且可进行常规测量，包括：①胰腺体积：由于胰腺走行呈一定的弯曲度，所以采用目前公认的切线测量法，即根据胰腺头体尾测量处的弯曲度各画一条切线，并在测量处做切线的垂直线作为胰腺的厚度（图 3-1）。测量值参考正常成人胰腺标准值（表 3-1）。②胰管内径。③胰周积液量。

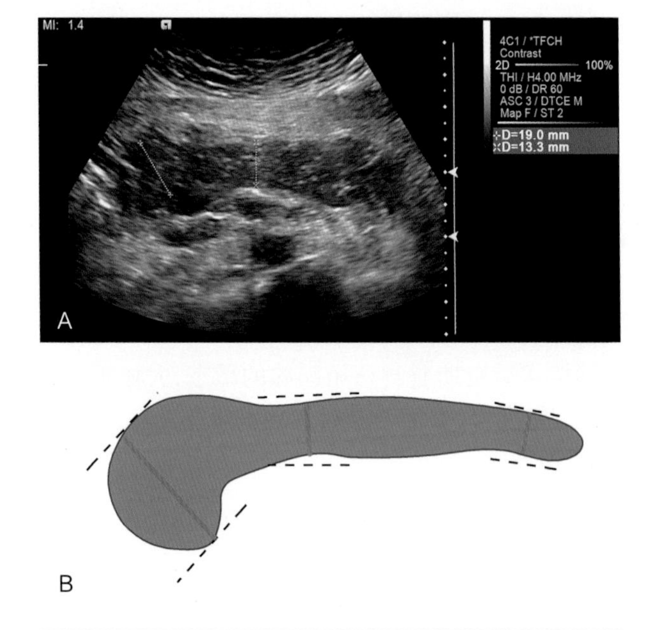

图 3-1　移植胰腺的测量常规及示意图

A：移植胰腺测量常规；B：移植胰腺测量方法示意图

正常的移植胰腺灰阶图像与正常胰腺相似，呈蝌蚪形、哑铃形或腊肠形，胰头呈椭圆形，胰体近似三角形，胰尾呈梭形或菱形，边界清晰。腺体呈稍高回声，实质内可见均匀细小光点，主胰管为横贯腺体的两条平行的中强回声线，中间为管腔，管径基本一致（图 3-2）。

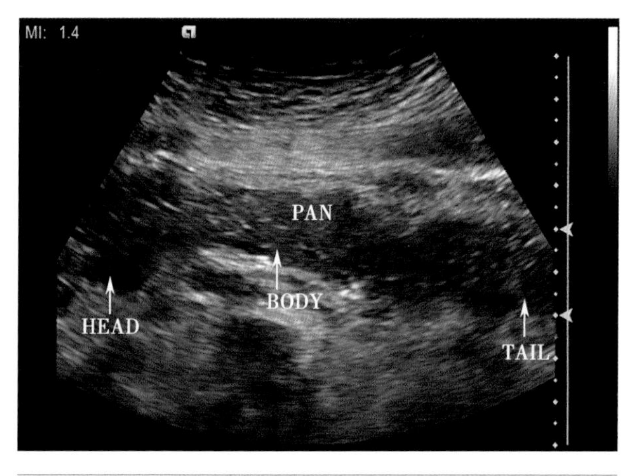

图 3-2 移植胰腺正常灰阶超声图像

表 3-1 正常成人胰腺测量值 单位：cm

部位	正常	可疑肿大	异常
胰头	<2.0	2.1~2.5	>2.6
胰体	<1.5	1.6~2.0	>2.1
胰尾	<1.2	1.2~2.3	>2.3
胰管	<0.2	0.2~0.3	>0.3

2. 多普勒超声 彩色多普勒技术（color Doppler flow image，CDFI）可显示移植胰腺供血血管及腺体内血管的分布、走行及血流方向；频谱多普勒技术可以测量血管内的血流速度，评价移植胰腺血流动力学（图 3-3）。

由于移植胰腺的动脉血供来自脾动脉、胃十二指肠上动脉、肠系膜上动脉，腺体内血管分布特点是胰头区血供丰富，因此重点检查胰头、胰体区的血流分布及速度能反映重建血管的血流情况。正常腺体内动脉呈低阻力型频谱形态，收缩期峰值流速(peak systolic velocity，PSV)在20~35cm/s之间，阻力指数(resistance index，RI)在0.5~0.7范围内。移植胰腺的静脉回流主要有两种途径：通过移植胰腺门静脉经髂静脉回流入下腔静脉，或经肠系膜上静脉流入门静脉。超声检查移植胰腺内静脉属支呈平缓带状频谱，流速范围在15~25cm/s(图3-4)。

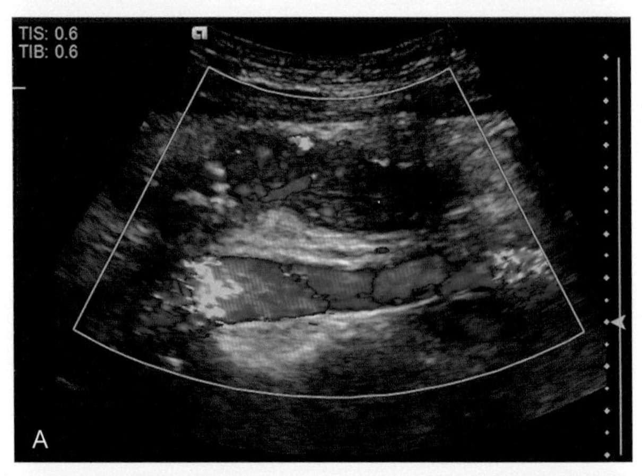

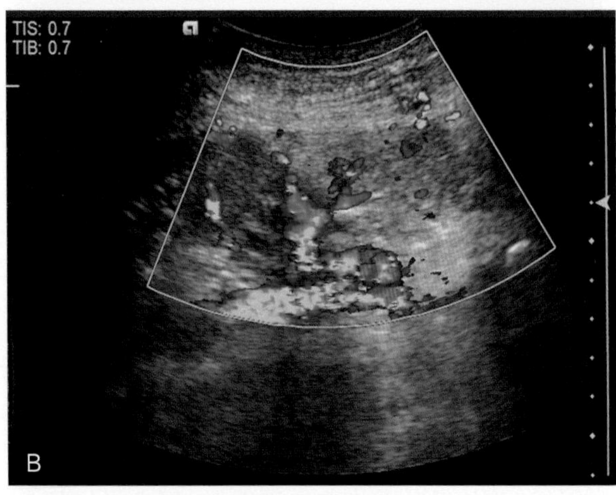

图3-3 移植胰腺正常彩色多普勒图像
A：胰腺内部血流分布；B：移植胰腺血管通路

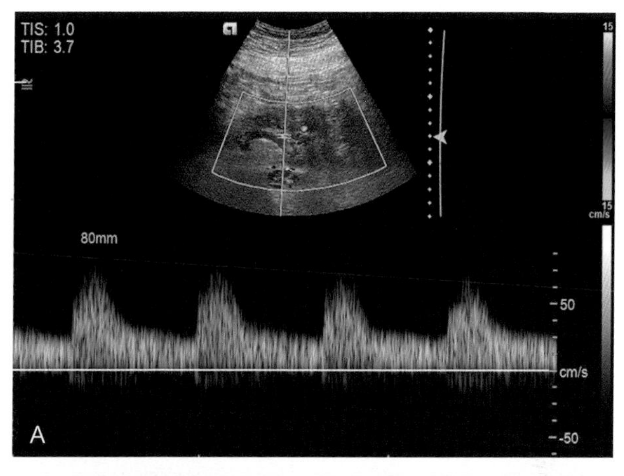

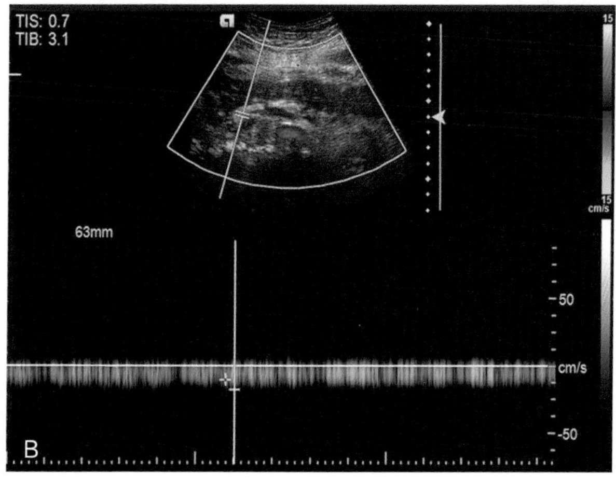

图 3-4　移植胰腺正常频谱多普勒图像

A：动脉血流呈低阻力型频谱；B：静脉呈平缓带状频谱

3. 超声造影　超声造影（contrast-enhanced ultrasound，CEUS）通过向血液中推注微泡造影剂，清晰地显示移植胰腺各级血管走行，特别是微血管的显示，明显提高了超声诊断的分辨力、敏感性和特异性，在诊断血管狭窄、血栓形成方面具有很高的诊断价值。超声造影还可以通过定量分析软件绘制时间 - 强度曲线（time-intensity curve，TIC），计算造影剂的达峰时间（time to peak，TTP），峰值强度

（peak intensity，PI）等参数定量评价胰腺组织的灌注情况（图 3-5）。

CEUS 技术在实际应用中同样存在局限性，比如肥胖患者、术后肠麻痹、腹胀等情况会影响图像质量。

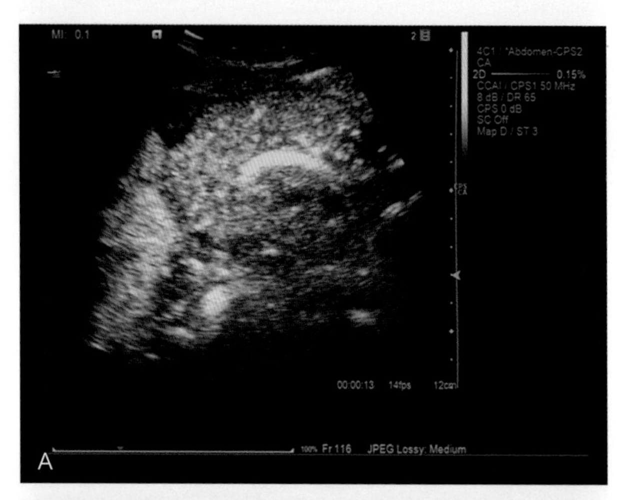

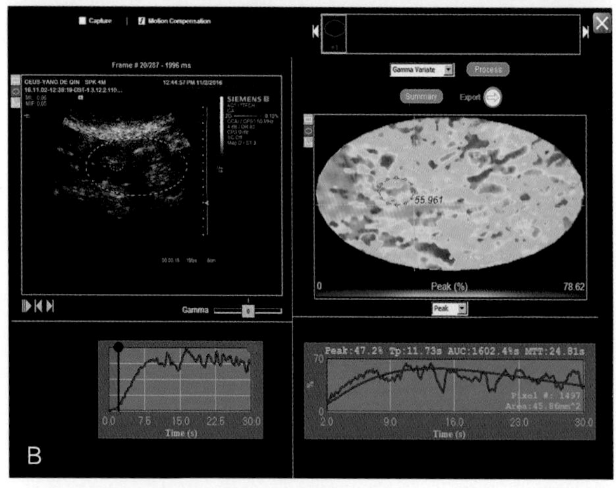

图 3-5　移植胰腺正常超声造影图像

A：移植胰腺血管显示清晰，胰腺灌注均匀一致；B：时间 - 强度曲线定量分析

第五节

胰腺移植术后常见并发症

移植术后的器官功能维护对延长移植物的存活时间,患者的生存质量十分重要。胰腺移植术后并发症根据发生时间分为早期并发症(<3 个月)和晚期并发症(>3 个月)。早期并发症的发生率为 33.9%,导致移植胰腺切除率达 17.8%,患者死亡率为 3.4%。胰腺移植术后应根据超声检查结果结合患者血清 C- 肽、空腹血糖水平,综合诊断术后并发症。

一、急性排异反应

急性排异反应是最常见的术后早期并发症,发生率为 5%~25%。轻度、中度急性排异反应二维超声检查可以无特异性表现,超声造影可以表现为移植胰腺血管显示清晰,腺体缓慢灌注、灌注较均或不均,造影剂廓清减慢,这与急性排异反应发生时因血管内皮炎、组织水肿等影响腺体内毛细血管血流速度有关。TIC 形态正常,胰腺灌注达峰时间、最大强度等可无明显改变(图 3-6)。重

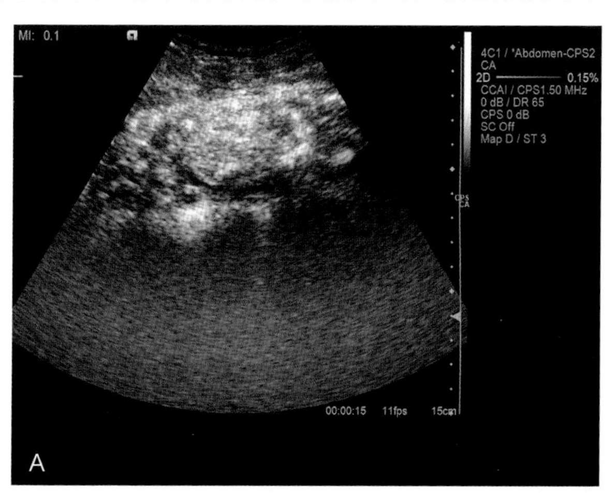

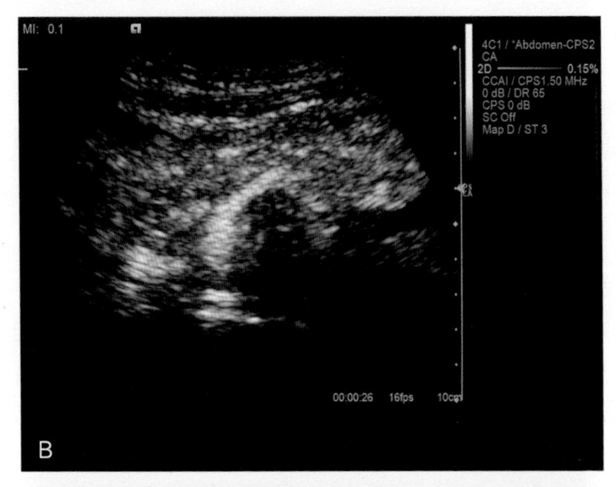

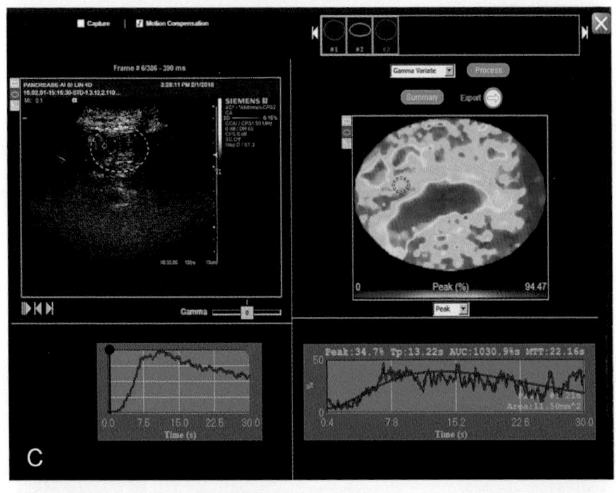

图 3-6　移植胰腺轻度排异反应超声造影

A:移植胰腺灌注不均,可见散在低灌注区;B:胰腺轻度肿大,灌注不均,血管显示清晰;C:时间 - 强度曲线定量分析无明显改变

度排异反应时胰腺肿大明显,轮廓欠清晰,腺体回声减低,动脉阻力指数升高(图 3-7)。应用 CEUS 能清晰显示胰腺组织微血管灌注的减低程度,TIC 表现为造影剂达峰时间延迟,曲线峰圆钝,峰值强度减低(图 3-8)。

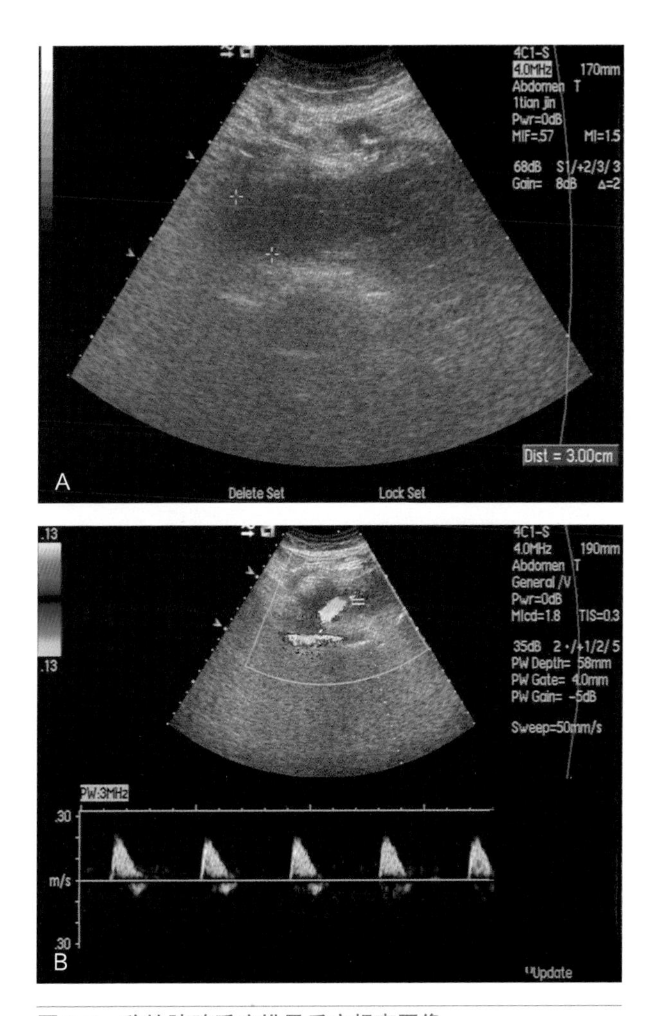

图 3-7　移植胰腺重度排异反应超声图像

A：胰腺肿大，回声明显减低；B：胰腺内动脉血流呈高阻型频谱

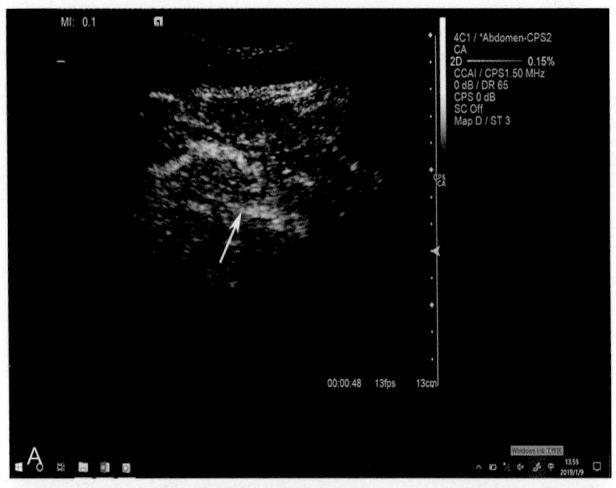

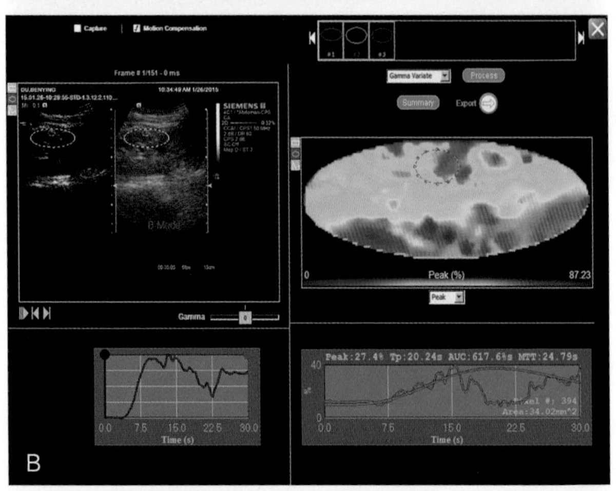

图 3-8 移植胰腺重度排异反应超声造影

A:胰腺肿大,灌注减低、不均;B:时间 - 强度曲线圆钝、造影剂达峰时间延迟

二、血栓形成

移植胰腺血栓形成是术后早期移植胰腺功能丧失的主要原因之一,发生率为 4%~8%,高于肝、肾等实质性器官,常见于术后 1 周

之内，也是导致移植胰腺功能丧失的主要原因之一。常见危险因素是：①供者因素为年龄较大、肥胖、动脉粥样硬化、循环不稳定；②受者因素为高凝状态、血管病变；③器官切取时超量灌洗、冷缺血时间 >15 小时；④脾动脉、静脉结扎后，脾动脉血流量减少、血管残端血流淤滞；⑤手术损伤引起胰腺组织水肿；⑥胰腺缺血和再灌注损伤激活凝血系统并消耗抗凝血酶Ⅲ；⑦移植胰胰腺炎；⑧血管扭曲或受压等。

（一）动脉血栓

胰腺移植术后动脉血栓形成的后果严重，很快继发静脉血栓或肠吻合口瘘等，迅速引起移植胰腺缺血梗死，通常不易逆转，梗死的移植胰腺呈黑色，质地硬，需手术切除（图 3-9），处理不及时甚至会发生致命性感染。超声检查可见胰腺可有体积肿大，腺体回声不均，CDFI 不能探及胰腺内动脉血流信号。超声造影诊断血栓形成具有极高的敏感性和特异性，表现为栓塞动脉无显影，供血区腺体无造影剂灌注（图 3-10）。

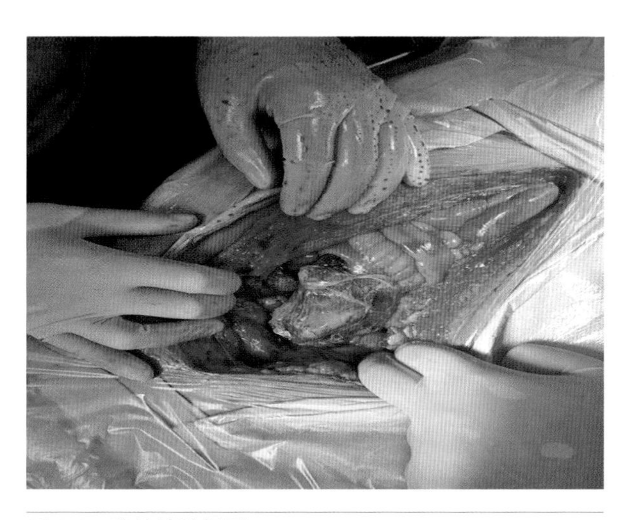

图 3-9 移植胰腺梗死

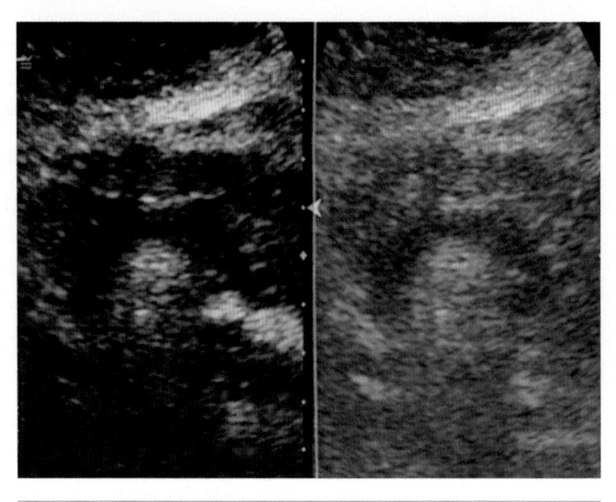

图 3-10 移植胰腺动脉血栓超声造影

（二）静脉血栓

由于移植胰腺的静脉回流通路包括胰头静脉弓和脾静脉，因此单支静脉血栓或静脉血栓形成早期不会造成移植胰腺坏死。患者会出现手术区域肿胀疼痛，血糖、血淀粉酶、胰周淀粉酶升高等病情变化。超声检查可发现移植胰腺肿大，轮廓不清，回声减低不均。CDFI 腺体内不能探及静脉血流信号，动脉血流速度减低、阻力升高，甚至出现反向血流，超声造影检查可以证实诊断（图 3-11）。

三、移植胰腺炎

胰腺炎是术后早期最常见的并发症之一，发生率约为 35%，移植胰腺会出现不同程度的胰腺炎，多为自限性，主要与手术损伤、缺血再灌注损伤、肠液或尿液反流、排异反应、感染、进食不当等有关。临床表现为血淀粉酶升高，无特异性。严重时因炎症水肿，胰液渗出等各种原因引起胰腺出血坏死等，胰周及腹腔内可出现感染性积液。超声检查可发现胰腺不同程度的肿大，腺体回声可有减低、不均表现，CDFI 胰腺血流正常或动脉阻力指数轻度升高。超声造影表现为移植胰腺灌注缓慢、欠均，造影剂达峰时间轻度延迟，峰值强度轻度减低（图 3-12）。

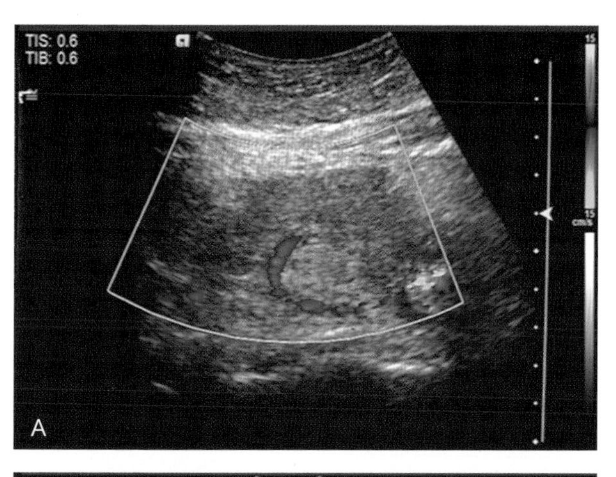
TIS: 0.6
TIB: 0.6
A

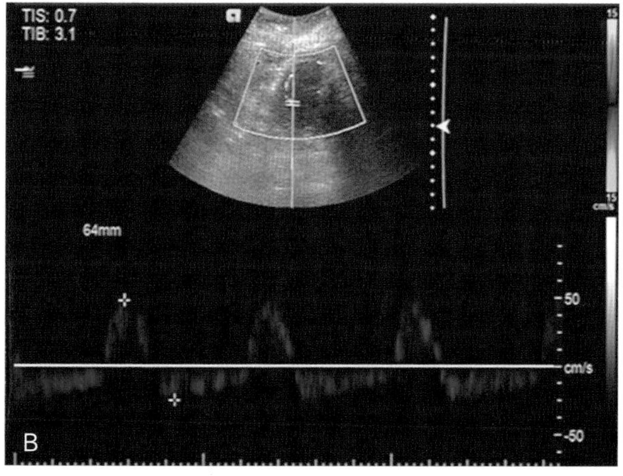
TIS: 0.7
TIB: 3.1
64mm
50
cm/s
-50
B

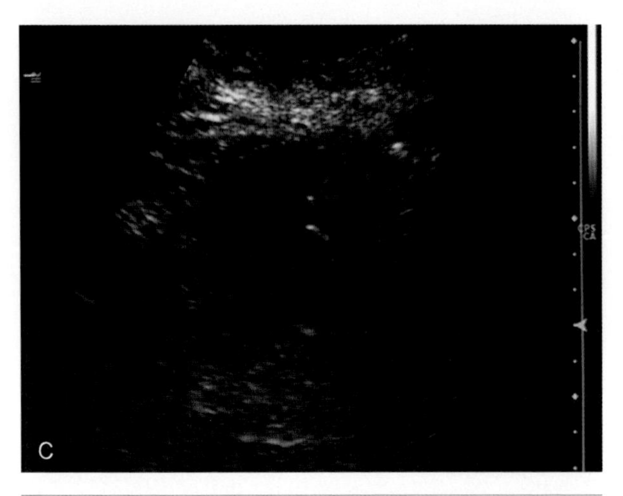

图 3-11 移植胰腺静脉血栓超声图像

A:胰腺静脉血流消失,仅见腺体供血动脉主干血流;B:胰腺内动脉血流呈舒张期反向频谱;C:超声造影胰腺无造影剂灌注

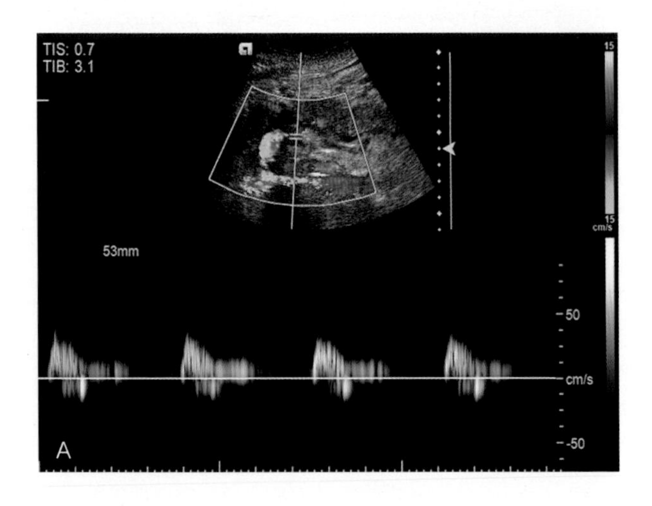

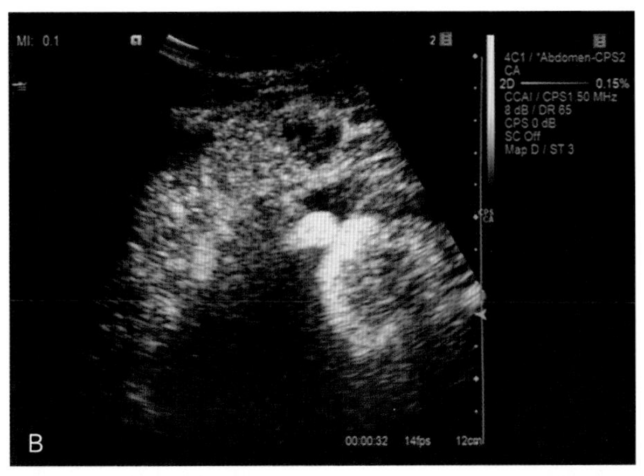

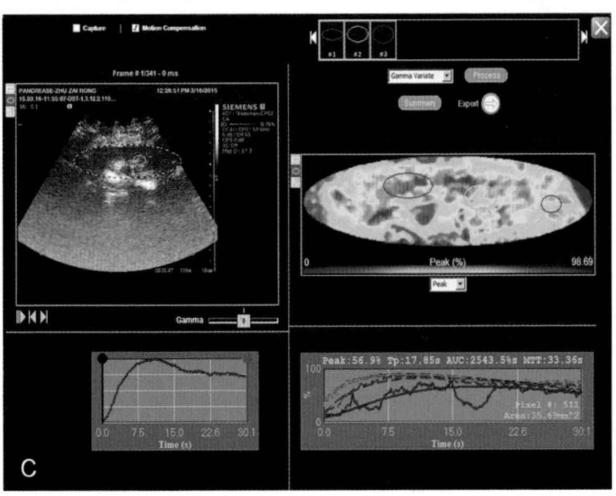

图 3-12　移植胰腺炎超声图像

A：胰腺内动脉血流呈高阻型频谱；B：超声造影胰腺灌注欠均；C：TIC 多点分析胰腺内峰值强度、达峰时间不同

四、胰　漏

胰漏并不常见，供胰修整胰腺实质损伤、吻合口张力过大、移植胰腺炎、排异反应、移植胰腺周围感染等均可引起胰漏。超声可显示积液位置、范围及变化趋势（图 3-13）。如果胰周引流通畅，数

周后胰漏可自行闭合。

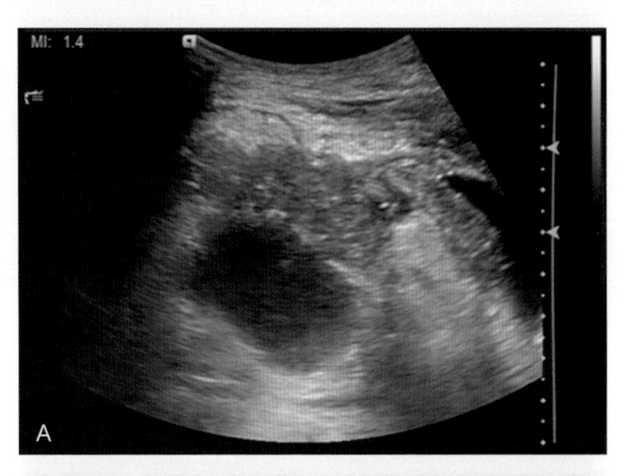

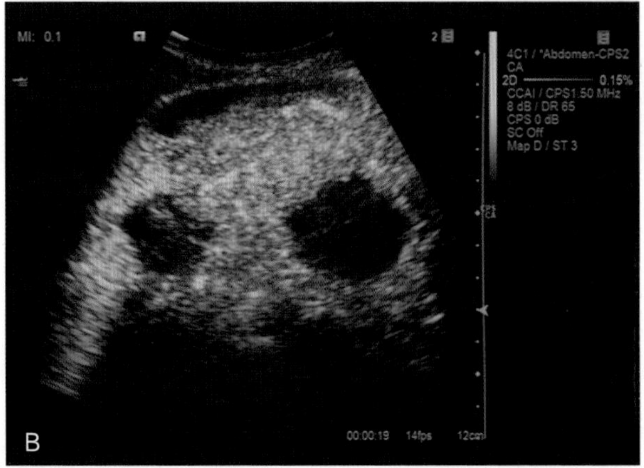

图 3-13　移植胰腺漏超声图像

A:胰腺周围低回声区,回声混杂;B:超声造影显示胰漏积液区无灌注

五、其他并发症

胰腺移植术后晚期并发症包括慢性排异反应、移植后淋巴增殖性疾病(posttransplant lymphoproliferative disorders,PTLD)、高胰

岛素血症和糖尿病并发症的进展等。慢性排异反应被认为是术后早期急性排异反应的延续，超声检查无特异性表现。PTLD 是器官移植术后严重的并发症之一，可能与 EB 病毒感染有关，可累及全身器官（图 3-14）。

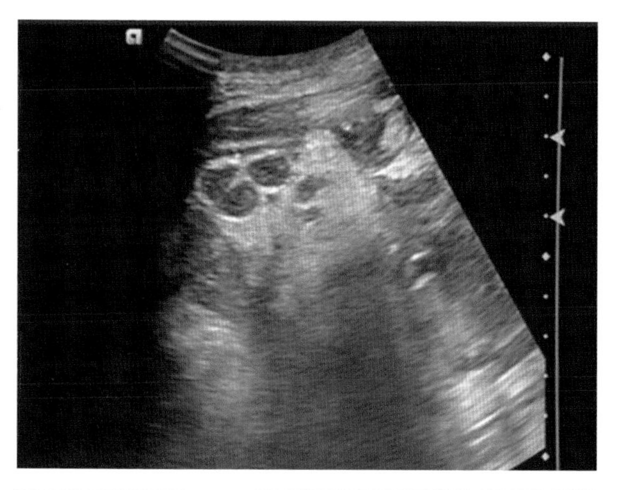

图 3-14 移植胰腺周围肿大淋巴结

总之，超声检查因其便捷、无创、实时等优点，已经成为胰腺移植术后常规的监测方法，今后随着新技术的不断开发应用，必将在胰腺移植领域发挥越来越重要的作用。

（武红涛）

参考文献

[1] 夏穗生，陈孝平．现代器官移植学 [M]. 北京：人民卫生出版社，2011.

[2] 何晓顺，朱晓峰．多器官移植与器官联合移植 [M]. 广州：广东科技出版社，2009.

[3] 陈忠华．器官移植临床指南 [M]. 2 版．北京：科学出版社，2006.

[4] 王金锐，曹海根．实用腹部超声诊断学 [M]. 2 版．人民卫生出版社，2006.

[5] 武红涛，唐缨，李菊香，等．超声造影诊断胰肾联合移植术后胰腺急性排

异反应的价值 [J]. 中华超声影像学杂志 , 2016, 25 (5): 405-408.
[6] 武红涛 , 唐缨 , 赵静雯 , 等 . 超声造影技术诊断胰腺移植术后并发症的价值 [J]. 中华超声影像学杂志 , 2015, 24 (3): 237-241.
[7] REDFIELD R, SCALEA R, ODORICO S. Simultaneous pancreas and kidney transplantation: current trends and future directions [J]. Curr Opin Organ Transplant, 2015, 20 (1): 94-102.
[8] LIONG SY, DIXON RE, CHALMERS N, et al. Complications following pancreatic transplantations: imaging features [J]. Abdom Imaging, 2011, 36 (2): 206-214.
[9] TOLAT P, FOLEY W, JOHNSON C, et al. Pancreas transplant imaging: how I do it [J]. Radiology, 2015, 275 (1): 14-27.
[10] BECJER E, HALLSCHEIDT P, SCHARFER M, et al. A Single-center Experience on the Value of Pancreas Graft Biopsies and HLA Antibody Monitoring After Simultaneous Pancreas-Kidney Transplantation [J]. Transplant Proc, 2015, 47 (8): 2504-2512.
[11] 唐缨 , 李馨 , 胡翔宇 , 等 . 彩色多普勒在胰肾联合移植术后移植体血流监测中的应用价值 [J]. 中国医学科学院学报 , 2008, 30 (1): 54-57.
[12] KERSTING S, LUDEIG S, EHEHALT F, et al. Contrast-enhanced ultrasonography in pancreas transplantation [J]. Transplantation, 2013, 95 (1): 209-214.
[13] MCARTHUR C, BAXTER GM. Current and potential renal applications of contrast-enhanced ultrasound [J]. Clin Radiol, 2012, 67 (9): 909-913.
[14] ABOUTALEB E, LEEN E, AKIN N. Assessment of viability of the pancreas for transplantation using contrast-enhanced ultrasound [J]. Transplant Proc, 2011, 43 (2): 418-422.
[15] SWENSSON J, NAGARAJU S, O'BRIEN D, et al. Contrast-enhanced ultrasound of the transplant pancreas in the post-operative setting [J]. Clin Transplant, 2019, 33 (12): e13733.
[16] AZIZ F, PARAJULI S, UDDIN S, et al. How Should Pancreas Transplant Rejection Be Treated ? [J]. Transplantation, 2019, 103 (9): 1928-1934.
[17] KOPP WH, VAN LEEUWEN CAT, LAM HD, et al. Retrospective study

on detection, treatment, and clinical outcome of graft thrombosis following pancreas transplantation [J]. Clin Transplant, 2019, 32 (4): 410-417.

[18] YADAV K, YOUNG S, FINGER EB, et al. Significant arterial complications after pancreas transplantation-A single-center experience and review of literature [J]. Clin Transplant, 2017, 31 (10): undefined.

[19] NIEDERHAUS SV, LEVERSON GE, LORENTZEN DF, et al. Acute cellular and antibody-mediated rejection of the pancreas allograft: incidence, risk factors and outcomes [J]. Am J Transplant, 2013, 13 (11): 2945-2955.

[20] MORELLI L, GUADAGNI S, GIANARDI D, et al. Gray-scale, Doppler and contrast-enhanced ultrasound in pancreatic allograft surveillance: A systematic literature review [J]. Transplant Rev (Orlando), 2019, 33 (3): 166-172.

[21] MORGAN TA, SMITH-BINDMAN R, HARBELL J, et al. US Findings in Patients at Risk for Pancreas Transplant Failure [J]. Radiology, 2016, 280 (1): 281-289.

[22] TOKODAI K, MIYAGI S, NAKANISHI C, et al. The utility of superb microvascular imaging for monitoring low-velocity venous flow following pancreas transplantation: report of a case [J]. J Med Ultrason (2001), 2018, 45 (1): 171-174.

[23] NADALIN S, GIROTTI P, KöNIGSRAINER A. Risk factors for and management of graft pancreatitis [J]. Curr Opin Organ Transplant, 2013, 18 (1): 89-96.

[24] TAKEDA M, YAMADA D, EGUCHI H, et al. Clinical Experience with Pancreas Graft Rescue from Severe Thrombus After Simultaneous Pancreas-Kidney Transplantation by Early Detection with Doppler Ultrasound: A Case Report [J]. Am J Case Rep, 2016, 17: 899-904.

[25] HARBELL JW, MORGAN T, FELDSTEIN VA, et al. Splenic Vein Thrombosis Following Pancreas Transplantation: Identification of Factors That Support Conservative Management [J]. Am J Transplant, 2017, 17 (11): 2955-2962.

[26] RESLAN OM, KIRSCH JM, KAUL H, et al. Endovascular Stenting of Portal Vein for Graft Rescue after a Pancreas Transplant Venous Graft Thrombosis: A Case Report [J]. Ann Vasc Surg, 2017, 42: 301. e313-301. e317.

[27] HAKEEM A, CHEN J, IYPE S, et al. Pancreatic allograft thrombosis: Suggestion for a CT grading system and management algorithm [J]. Am J Transplant, 2018, 18 (1): 163-179.

[28] CHOI JY, JUNG JH, KWON H, et al. Pancreas Transplantation from Living Donors: A Single Center Experience of 20 Cases [J]. Am J Transplant, 2016, 16 (8): 2413-2420.

第四章 心脏移植超声诊疗常规

心脏移植开始于20世纪60年代中晚期，对于药物治疗无效的终末期心力衰竭患者，心脏移植是被公认的最有效的治疗手段。随着移植技术的不断提高和其他相关学科的发展，移植疗效有了很大改善。超声心动图能够为心脏的结构与功能提供全面的信息，同时由于其无创、简便易行、可重复测量等优点，并能进行床旁检查，在心脏移植中起着不可替代的作用。超声心动图能为移植术前供体与受体心脏结构与功能的评估、术中监测、术后的动态观察与随访提供综合全面的信息。

第一节 设备准备、调整及操作常规

一、设备准备

超声诊断仪需具备基本M型、二维、彩色多普勒、脉冲和连续多普勒的功能，配备经胸心脏探头（频率2~5MHz），经食管超声探头（频率3.75~7MHz）。使用时开启设备，调节深度、增益、动态范围等参数，使图像保持最佳。

二、图像调整

（一）灰阶图像调节

调整增益、帧频、动态范围、焦点位置、深度使图像质量最佳。

（二）多普勒参数调节

检查过程中根据需要调整多普勒脉冲重复频率、基线、壁滤波、增益、取样框、取样容积、角度。

三、患者准备

经胸超声心动图检查无须特殊准备，经食管超声心动图检查详见经食管超声心动图操作常规。

四、经胸超声心动图操作常规

（一）适应证

经胸超声心动图是心脏移植最常用的检查方法，可以用于检测心脏结构及血流的异常。

（二）禁忌证

无禁忌证。

（三）检查方法

检查时需暴露患者前胸，左侧卧位和 / 或平卧位。常规将探头置于四个主要部位显示心脏和大血管的基本切面：胸骨旁心前区（第 2~4 肋间的胸骨左缘）、心尖区、剑下区及胸骨上窝。超声心动图的检查手段包括 M 型、二维及彩色多普勒显像。经胸超声心动图的基本检查方法如下：

1. M 型超声显示从心尖到心底水平的心尖波群、心室波群、二尖瓣波群及心底波群（图 4-1）。

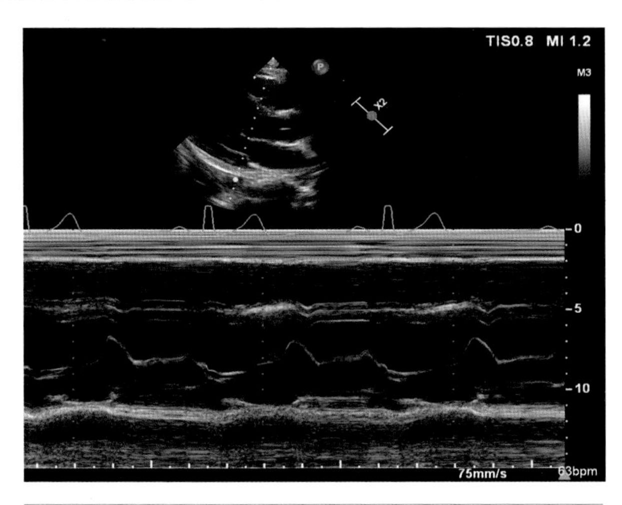

图 4-1　M 型超声显示心底水平的二尖瓣波群

2. 灰阶超声在胸骨旁心前区显示左心室长轴、大动脉短轴、左心室短轴（二尖瓣口水平、腱索水平、乳头肌水平、心尖水平）切面，在心尖区显示心尖四腔心、五腔心、左心室两腔心切面，在剑突下显示四腔心、五腔心、右心室流出道长轴、上下腔静脉长轴等切面，在胸骨上窝显示主动脉弓长轴及短轴切面（图 4-2）。

3. 彩色多普勒显像显示心内及大血管血流，脉冲及连续多普勒测量各瓣口流速及压差，判定心血管分流和瓣膜反流，估测肺动脉压力（图 4-3）。

（四）检查内容

1. **各腔室大小**　包括测量左心室、右心室、左心房、右心房大小。

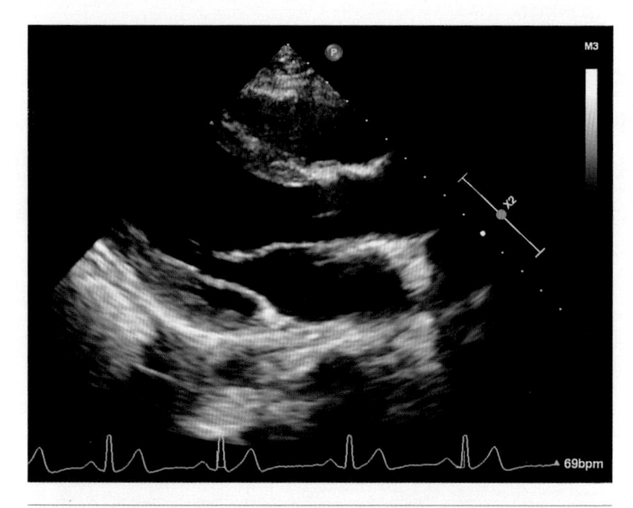

图 4-2　二维超声显示在胸骨旁左心室长轴切面

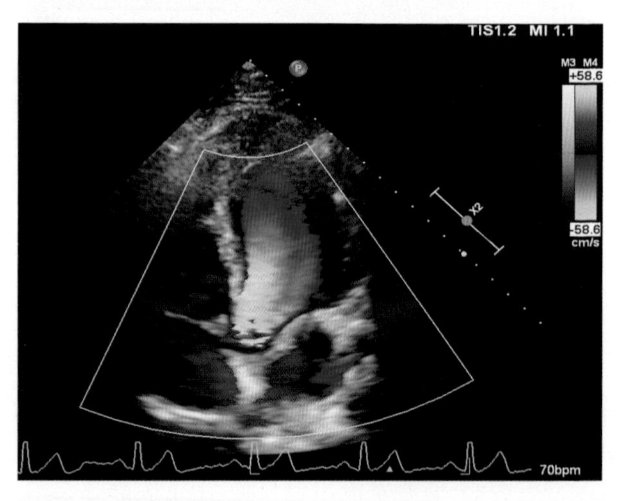

图 4-3　彩色多普勒显示左心室流出道图像

(1)左心室大小:包括前后径、左右径、上下径。左心室前后径应在胸骨旁左心室长轴切面测量,测量时仔细选择与长轴垂直的部位,在二尖瓣瓣尖或紧贴瓣尖下进行测量;左心室左右径及上下径应在心尖四腔心切面测量,上下径测量时选择心尖至二尖瓣瓣环连接处中点的部位，左右径选择与上下径测量垂直的最大径线测量。

(2) 右心室大小：包括基底段、中间段。右心室内径最好在以右心室为主的四腔心切面测量，探头方位转向侧面亦或内侧，注意将左心室心尖部置于扇形图像的中央，显示右心室基底部的最大内径。右心室基底段内径为测量舒张期末右心室流入道近基底段1/3处最大横径，右心室中间段为右心室流入道中部舒张末期横径，相当于基底段最大处与心尖的一半处，接近乳头肌水平。

(3) 左心房大小：包括前后径、左右径、上下径。左心房的前后径应在胸骨旁左心室长轴切面测量，测量时应与主动脉长轴垂直。左心房的左右径和上下径应在心尖四腔心切面测量，上下径测量时选择二尖瓣瓣环连接处中点至房顶的部位，左右径选择与上下径测量垂直的最大径线测量。

(4) 右心房大小：包括左右径、上下径。右心房的左右径和上下径应在心尖四腔心切面测量，上下径测量时选择三尖瓣瓣环连接处中点至房顶的部位，左右径选择与上下径测量垂直的最大径线测量。

2. 室壁厚度及运动　左心室M型测量右心室前壁、室间隔、左心室后壁厚度，并观察其运动；左心室短轴切面（二尖瓣口水平、腱索水平、乳头肌水平、心尖水平）观察左心室壁17节段运动。

3. 左心室收缩及舒张功能　测定并计算左心室射血分数及舒张功能指标。

(1) 左心室收缩功能：左心室收缩功能的测定有多种方法，最常用的有Teich法、Simpson法等。Teich法：在标准的胸骨旁左心室长轴切面、二尖瓣索水平，将取样线垂直于室间隔和左心室后壁，测量左心室舒张末期内径（EDD）、收缩末期内径（ESD）。按照Teich法计算左心室舒张末期容积（EDV）、收缩末期容积（ESV）、每搏量（SV）、射血分数（EF）及缩短分数（FS）等（图4-4A）。Simpson法：标准的心尖四心腔、二心腔切面，描记左心室舒张末期和收缩末期心内膜，根据Simpson公式原理采用碟片法（MOD）计算左心室容积和射血分数（EF）（图4-4B、C）。

（2）左心室舒张功能：心尖四腔心切面，将多普勒取样容积置于二尖瓣近瓣尖处，获取二尖瓣 E 峰最大流速（E），A 峰最大流速（A），进入组织多普勒模式，将多普勒取样容积置于二尖瓣室间隔及左心室侧壁瓣环处，测量瓣环运动速度，并求其平均值（e’），计算 E/e’，具体见第一章第二节（图 4-5）。

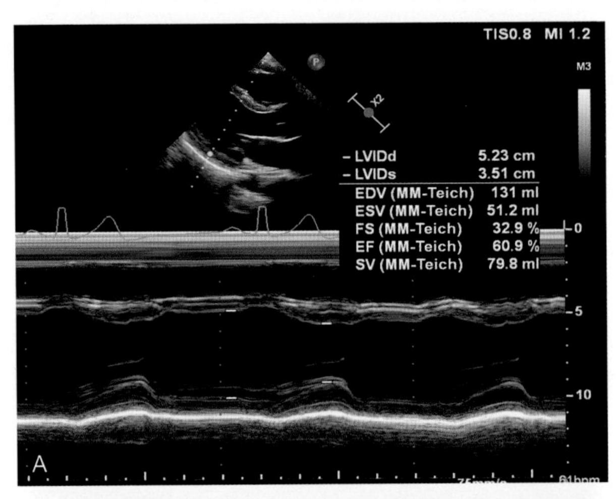

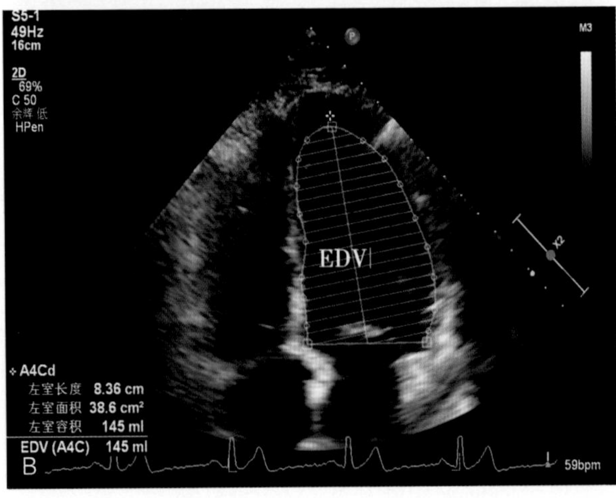

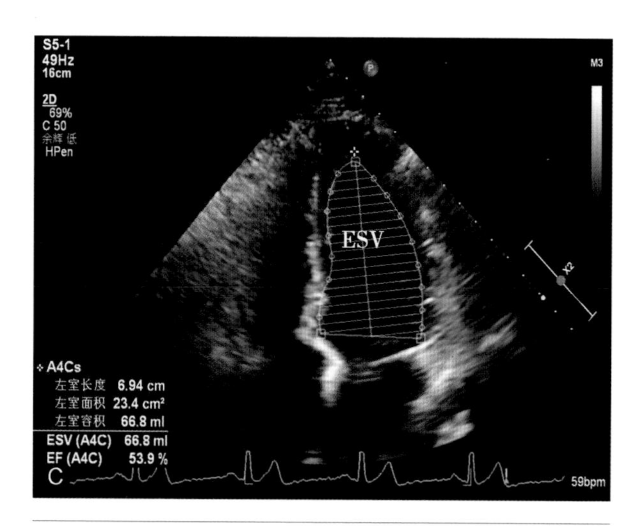

图 4-4 左心室收缩功能的测定

A:Tech 法测量左心室收缩功能;B、C:Simpson 法测量左心室收缩功能

EDV:左心室舒张末容积,ESV:左心室收缩末容积

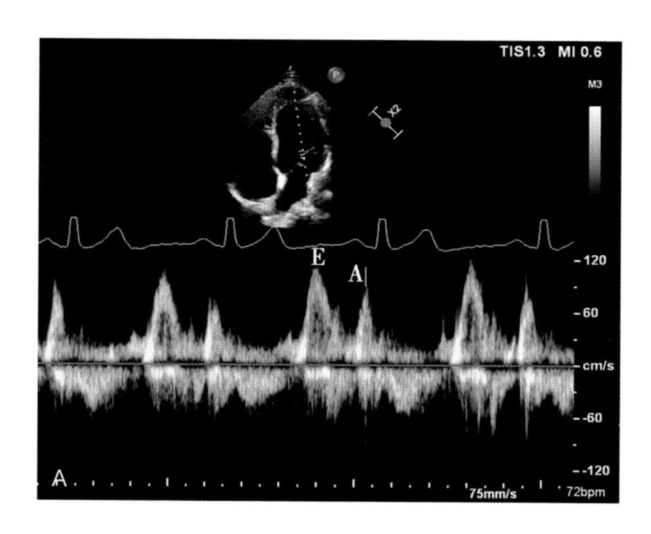

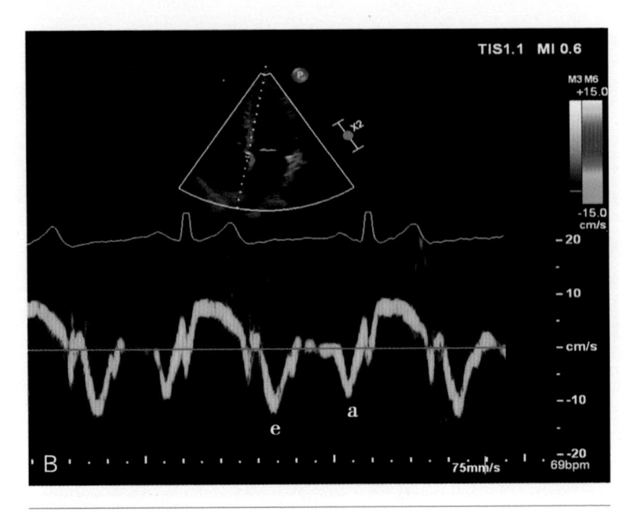

图 4-5　左心室舒张功能的测定

A:频谱多普勒二尖瓣血流频谱测量 E 峰、A 峰;B:组织多普勒测量二尖瓣瓣环室间隔侧 e'、a' 峰

4. 瓣膜形态及活动　多切面扫查观察主动脉瓣、二尖瓣、三尖瓣、肺动脉瓣的形态及活动,彩色多普勒观察瓣膜有无狭窄及关闭不全。

5. 肺动脉收缩压　肺动脉收缩压 = 三尖瓣反流压差 + 右心房压,通过公式计算肺动脉收缩压,评价其程度。

五、经食管超声心动图操作常规

(一) 适应证

心脏手术或介入手术术中监测和引导。

(二) 禁忌证

1. 严重心律失常、心力衰竭。

2. 咽部或食管疾病。

3. 局麻药物过敏。

4. 其他　还有严重感染、传染病、凝血功能异常、其他消化道病变等。

（三）检查前准备

1. 嘱患者 12 小时内禁食。

2. 探头按常规消毒(0.1% 醋酸氯己定溶液浸泡 30 分钟以上)。

3. 检查室需备有心血管的急救药品及设备。

（四）检查常规

1. 使用 2% 塞罗卡因溶液喷雾表面，使口腔、咽部与食管表面均被麻醉(术中检查可省略此步骤)。

2. 患者左侧卧位，检查者位于患者左侧，插管前先将咬口垫套在管体上，换能器表面涂以耦合剂，检查者手执弯曲的探头，经口腔舌根上方正中处插入，探头进入食管后，快速推进，使之能在数秒内到达食管中部(约 34cm)。

3. 经食管超声检查时使用单平面、双平面或多平面探头，能从不同部位、角度和方向观察各种切面。临床上根据需要，重点选择有关切面进行细致检查。主要包括横轴切面，纵轴切面，多轴向切面等。

4. 在插管过程中密切观察患者的一般情况及反应，一旦发现有不良变化，应立即退出探头，及时进行处理。检查全过程约为 15 分钟，时间不宜过长，检查完毕退出探头后，让患者平卧休息数分钟再离开，并嘱其 2 小时内不宜饮食，4 小时内宜进流食。术中经食管超声心动图检查不会影响手术进程，患者在麻醉状态下也不会出现明显不良反应，因此是较理想的术中监测引导和实时评价的方法。

第二节

术前超声评估要点及常规

一、供者心脏评估常规

目前移植心脏均选择脑死亡供者。脑死亡是一种病理生理状态，在其早期常伴有血流动力学改变，暂时的心肌缺血可导致心肌的组织学损伤，另外很多供体还存在外伤、出血、感染等因素，导致心脏功能受到影响。因此，选择合适的供体心脏是心脏移植成功的必要前提。

供体的选择标准随时代而不断发生变化，趋势是在不断尝试扩大经典标准里的所谓边缘性供体的使用。最早的心脏移植供体标准由斯坦福大学提出，随后在不同的研究中心又进行了一些改良。经典的供体心脏标准包括：年龄 <50 岁；心脏超声未见心脏运动异常；左心室射血分数 >50%；瓣膜结构功能良好；正性肌力药物多巴胺 <15μg/(kg·min)；供受体体重比为 0.7~1.5；冷缺血时间 <4 小时；没有感染；血清学检查没有乙型肝炎、丙型肝炎、艾滋病等；心电图正常或轻微的 ST-T 改变，没有心脏传导异常。通过超声心动图能及时方便有效地进行无创监测，在心脏移植术前及术后应用广泛。

超声心动图检查内容：

1. 心脏腔室大小，包括左右心室、左右心房的大小。检查各腔室内无血栓及其他占位性病变。

2. 室壁厚度，主要指左心室壁厚度，目前认为作为供体心脏的左心室壁厚度 <15mm；另外，检查室壁无变薄，无节段性室壁运动异常。

3. 心脏功能，主要指左心室收缩功能，测量 LVEF，目前认为作为供体的心脏 LVEF>50%。

4. 心脏瓣膜活动及反流量，瓣膜结构功能良好，无或少量反流。

5. 排除后天性心脏病（风湿性心脏瓣膜病，非风湿性心脏瓣膜病，心肌病等）

二、受者心脏评估常规

合适受者的选择是心脏移植成功的关键。通常认为，经过内科和外科常规措施不能逆转的终末期心脏病，在无手术禁忌证的情况下都是心脏移植的手术适应证。超声心动图可以在心脏移植术前筛选病例，选择手术适应证。

（一）移植受体的适应证

1. 心肌病（扩张型心肌病、肥厚型心肌病、限制性心肌病、致心律失常性右心室心肌病)；

2. 有严重的心绞痛而无法行再血管化手术者或缺血性心肌病；

3. 先天性心脏病，不适于常规治疗或常规治疗失效；

4. 心功能Ⅲ/Ⅳ级(NYHA 分级)；

5. 常规治疗无效的顽固性、难治性心律失常或心绞痛；

6. 经各种药物积极治疗或估计常规手术治疗无法恢复的心力衰竭末期；

7. 已经安装机械循环辅助装置，心功能仍不能恢复；

8. 部分心脏肿瘤患者。

(二) 超声心动图检查内容

1. 评价心功能，主要测定 LVEF，并结合左心室舒张功能等其他指标。

2. 测定肺动脉压力并评价程度。术前肺动脉高压是导致心脏移植术后急性右侧心力衰竭的重要因素。手术前关注和治疗等待移植受者的肺动脉高压，避免供者心脏长时间缺血和较小的供者心脏植入于已存在肺动脉高压的受者。

3. 评价室壁是否增厚或变薄，是否有节段性室壁运动异常及其程度。

4. 心脏瓣膜活动及反流量。

5. 观察各腔室大小及腔室内有无血栓及占位。

6. 心包积液，测定心包积液的量。

第三节

术中超声评估要点及常规

一、常见手术方式

心脏移植可分为原位心脏移植与异位心脏移植。

（一）原位心脏移植

由 Lower 及 Shumway 于 1960 年提出，即切除供者和受者的心脏，将供者心脏置于受者心包腔，并与心房及大血管进行吻合，其手术方式也不断改进。具体术式分为 3 种：标准原位心脏移植术（SOHT）、双腔静脉法原位心脏移植术（BOHT）和全心原位心脏移植术（TOHT）。

1. 标准原位心脏移植术 也称标准法或经典法，方法是切除受体心脏，保留固有右心房和 4 个肺静脉连接的左心房后壁，供心修剪后以左心房、右心房、肺动脉和主动脉顺序吻合。其优点是操作方法简单，技术安全可靠，近期临床效果明显。其缺点是解剖上保留供体、受体部分心房和窦房结，两个心房较大，心房的几何形态发生变异，吻合缘明显并凸向心腔；生理上供、受体心房接受各自窦房结的兴奋，导致心房收缩不同步，心房功能减低，影响心室的功能，易发生心房血栓。心房收缩的不协调可导致二、三尖瓣反流。

2. 双腔静脉法原位心脏移植术 也称腔静脉法，方法是完全切除右心房，保留上腔、下腔静脉开口和左心房后壁，供心吻合顺序为左心房、下腔静脉、上腔静脉、肺动脉和主动脉。近年来普遍被采用，由于该术式保留供心的完整右心房，可减少十字结构扭曲引起的瓣膜闭合不全，去除受体自身的右心房后壁和窦房结，从而减少心律失常，减低右心房压，恢复和保证了右心房和三尖瓣功能。缺点是左心房过大，左心房血栓，二尖瓣反流。

3. 全心原位心脏移植术 其特点是保留完整的右心房和左心房，优点是在解剖上保存了供心心房的完整性，在生理上保存了房间隔及传导系统的完整性，保证了心房收缩的协调性和瓣环功能，减少了血流失常、瓣膜反流和血栓，提高心功能。缺点是手术技术难度大，耗时，吻合口出血。原位心脏移植对供心要求较为严格，要求供体体重与受心者相差 $< \pm 30\%$。

（二）异位心脏移植

异位心脏移植术是保留患者自身有病变的心脏，而将供心置于右侧胸腔与之并列缝接，供心成为患者的子心脏。1974 年

Barnard 和 Losm 首次开展异位心脏移植，随后几年很多国家相继开展并获得良好效果。

异位心脏移植依对受体支持的作用不同，吻合方式不同，分全心辅助和左心辅助；左心辅助的手术方法主要是供体左心房（或左侧肺静脉）与受体左心房（或肺静脉）相连，供体升主动脉与受体升主动脉端侧吻合，供体上、下腔静脉扎闭，其肺动脉与受体右心房吻合；全心辅助的其左心房、主动脉的吻合方法与左心辅助基本相同，并增加了供体下腔静脉端闭合，其上腔静脉与受体上腔静脉端侧吻合、供体肺动脉通过牛静脉与受体主肺动脉端侧吻合。

异位心脏移植技术难度较高，并发症较多，目前只占心脏移植的 1%。其适应证包括：①供体心脏过小与受体不匹配；②高肺血管阻力的情况；③高龄（年龄 >65 岁）；④自体心脏功能有恢复可能。

二、术中超声评估要点及常规

（一）检查方法

经食管超声是术中较理想的一种监测方法，操作者必须了解外科手术方式，掌握移植后心脏的正常解剖以区别异常，并能正确的了解可能发生的并发症。

（二）检查内容

1. 受体的瓣膜结构与活动，有无反流等。术中三尖瓣反流的严重程度与右心室功能障碍、围手术期死亡率以及晚期死亡的风险明显相关。如果在术中发现存在中度或者重度三尖瓣定量，应在心脏移植术后 24 小时内再评估，并且在移植术后早期进行密切监测。

2. 测定心输出量（CO）。采用脉冲多普勒方法测量每搏量（SV）。测量主动脉瓣口直径（D），测量主动脉瓣口血流频谱，描记速度-时间积分（VTI）。

$$SV = \pi \times (D/2)^2 \times VTI$$

$$CO = SV \times HR$$

3. 评价受体心功能（测定 LVEF）。

4. 异位心脏移植供心位于右侧胸腔，但术中经食管超声观察不满意。

第四节 术后超声评估要点及常规

一、监测时间

术后 3 天内行床旁经胸超声心动图检查，随后根据病情需要进行检查。

二、检查内容及诊断标准

（一）心脏腔室大小

包括左右心室大小、左右心房大小。应重点关注右心大小，心脏移植术后早期，可出现右侧心力衰竭并发症，表现为右心扩大，右心室内径与左心室内径比值显著高于正常。

（二）心脏功能

监测左心功能恢复情况，监测 LVEF。测定左心室舒张功能。研究表明，多普勒超声技术所检测的左心室舒张功能参数可能用于监测移植心脏是否发生排斥，舒张功能减低可能是心脏移植急性排斥反应的唯一早期表现。另外，需关注右心功能，建议评价参数有三尖瓣环收缩期运动幅度、右心室组织多普勒 s' 等（图 4-6）。

（三）室壁厚度及运动

监测有无异常室壁运动，是否出现新的节段运动异常。

（四）瓣膜反流情况

检测各瓣膜形态及反流情况，尤其是三尖瓣反流程度。

（五）肺动脉压

受者术前心力衰竭，肺动脉淤血，肺血管阻力增高，另外，在心脏移植术后，术前体循环淤血，体液回流右心负荷加重，也导致肺动脉压力增高。心包或胸腔积液出现等情况。

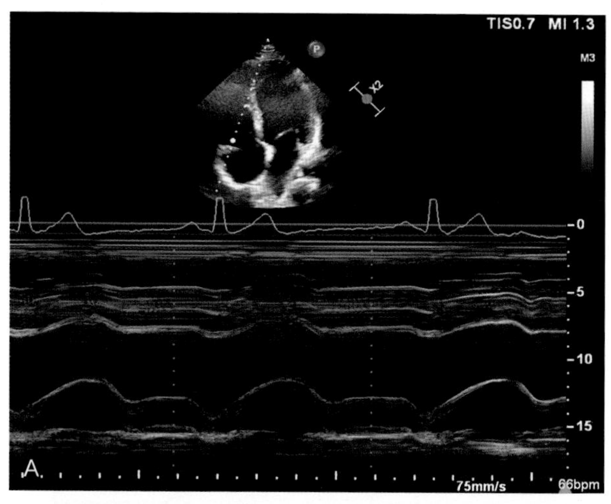

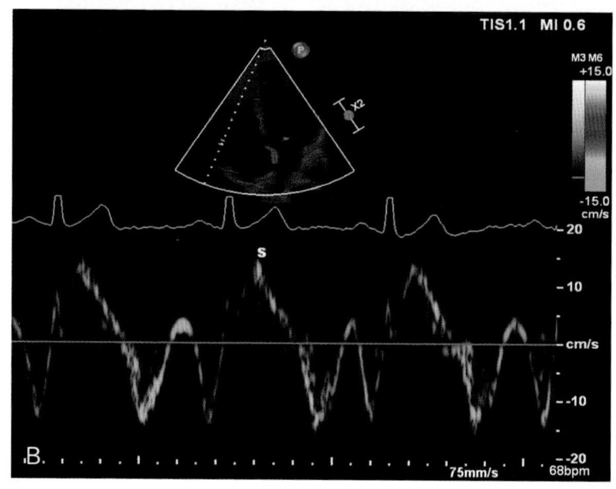

图 4-6　右心室功能的评价

A：三尖瓣环收缩期运动幅度；B：组织多普勒测量右心室侧壁 s' 峰

（六）上、下腔静脉

测量上下腔静脉内径，评估吻合口有无狭窄（图 4-7）。

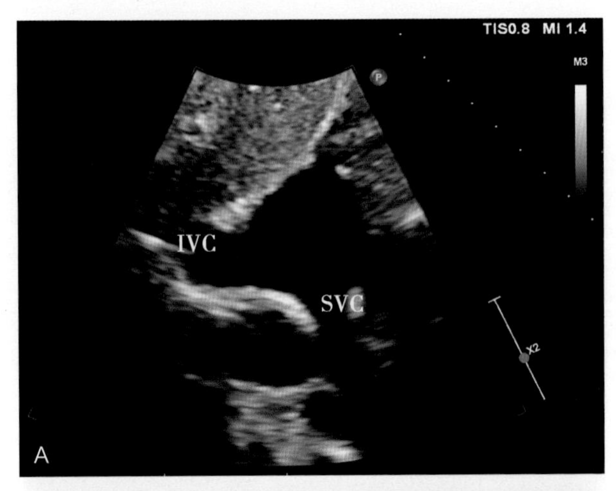

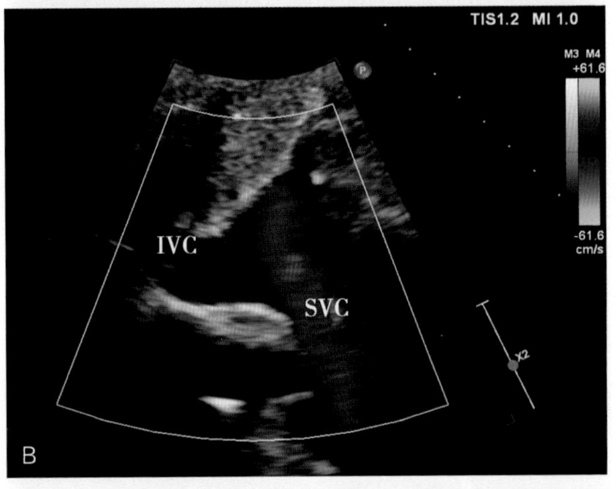

图 4-7 上、下腔静脉切面

A:剑突下双房切面显示上、下腔静脉;B:剑突下双房切面显示上、下腔静脉血流

IVC:下腔静脉,SVC:上腔静脉

(七) 心包积液

移植后早期心包积液是移植过程中主动脉及肺动脉广泛分离导致淋巴积液流入心包腔所致,此外还与移植切口的渗出有关,若积液量突然增加或持续性增加为急性排斥反应的重要特征。

第五节 心脏移植术后常见并发症

一、外科相关并发症

（一）出血和心包积液

大多数接受心脏移植手术患者存在较高的出血风险，包括既往多次开胸手术、机械循环辅助治疗、肝淤血导致的凝血功能异常及心力衰竭引起的组织水肿等。并且通常接受心脏移植的患者有一个大的心包腔，植入一个相对较小的供者心脏，易出现大量心包积液。经胸超声心动图可以监测术后心包积液的量，当出血致大量心包积液时需要在超声引导下进行心包穿刺引流。

（二）围手术期三尖瓣反流

三尖瓣反流（tricuspid regurgitation，TR）是原位心脏移植术后最常见的瓣膜异常。TR 的发生率及严重性随着时间的推移逐渐降低，严重的进展的三尖瓣反流与其并发症将增加死亡率。发生在围手术期早期的 TR 通常为功能性的，且多呈中心性，经胸超声心动图应明确 TR 的病因，是否存在三尖瓣瓣环解剖畸形及扩张、瓣叶脱垂等，并根据临床和血流动力学变化决定随访期间的监测频率。

二、右心功能不全和肺动脉高压

右侧心力衰竭是心脏移植术后较为严重的并发症，与受者存在肺动脉高压、急性手术后肺小动脉收缩或供者心脏缺血损伤有关。当右心室保护不当，同时存在较小的供者心脏植入较大的受者体内时更加容易发生右心室功能障碍。术后超声心动图检查应排除可能存在的梗阻情况，如由于供者或受者的肺动脉出现扭转或修剪后进行肺血管吻合时导致的肺动脉梗阻。肺动脉压力一般在心脏移植后 1~2 周内下降达到正常。

三、左心功能不全

移植后最初的几个小时和几天内移植心脏是否能够提供足够的心输出量是影响术后生存的决定因素。脑死亡过程、移植手术以及随后的再灌注均会导致术后早期供者心脏收缩或舒张功能障碍。术后超声心动图应监测左心室收缩及舒张功能。

四、排斥反应

急性排斥反应可能发生在移植后的任何时候,以最初的 3~6 个月最常见,目前仍然是心脏移植受者死亡的最主要原因。发生急性排斥反应时的超声心动图表现主要有:右心室迅速增大、三尖瓣反流程度明显加重、心包积液量突然增多、左心室壁突然明显增厚、左心室舒张功能减低等。

慢性排斥反应主要表现为移植心脏的冠状动脉严重硬化,又称为移植心脏血管病(CAV),是移植后 1~3 年死亡的主要原因之一,治疗严重 CAV 的方法是再移植。国际心肺移植协会(ISHLT)指南建议在移植后 4~6 周和 1 年行冠状动脉造影结合冠脉血管内超声(IVUS)检查,以排除供者术前冠状动脉血管病变和发展迅速的 CAV,并提供预后信息。

心内膜心肌活检是目前临床上诊断排斥反应的金标准。超声心动图能够引导与监测心内膜活检的正确操作,详细内容见第五章第六节。

五、其他并发症

其他并发症还包括心脏移植后恶性肿瘤、慢性肾功能不全、高血压、高血脂等,超声心动图需结合患者情况进行诊断。

第六节 推荐使用的超声新技术

一、实时三维超声心动图

实时三维超声心动图能够实时显示心脏的立体结构及功能状态，弥补了二维超声心动图扫查切面有限的缺点，可提供更为丰富的血流信息，更为详尽地进行血流的定性、定量分析，通过对心脏血流动力学的深入研究，可进一步了解心脏泵血功能情况，从而提供信息量更大、质量更高的图像，使测量更为准确。有学者应用单心动周期实时三维超声心动图评价术后排斥患者的右心室形态及收缩功能的相关参数。研究表明，右心室每搏输出量及右心室射血分数在心脏移植对照组、非排斥组及排斥组间呈递减趋势，可以用于临床快速监测排斥反应。也有学者研究证实实时三维超声心动图可以更准确地评价左心室运动的同步性。

二、二维及三维斑点追踪成像

二维斑点追踪成像（two-dimensional speckle tracking imaging，2DSTI）通过在高帧频的二维动态图像中逐帧追踪小于入射超声波长的细小结构产生的散射斑点信息，标测其运动轨迹，以此定量显示心肌运动速度、位移、应变和应变率以及旋转角度等参数，准确评价心肌整体和局部收缩、舒张功能。三维斑点追踪成像（3DSTI）是在实时三维超声心动图及斑点追踪技术基础上发展起来的一项新技术，3DSTI通过采集心脏实时三维图像，从三维空间上追踪回声斑点的运动，因此较2DSTI能更准确评价心脏的运动（图4-8）。

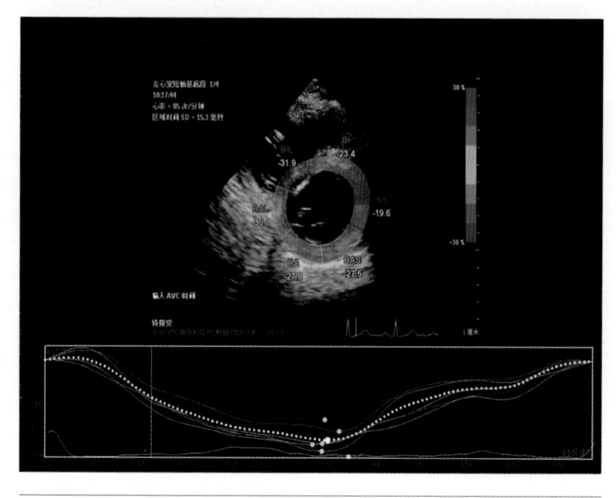

图 4-8 二维斑点追踪图像

（牛宁宁）

参考文献

[1] 刘延玲，熊鉴然．临床超声心动图学 [M]. 3 版．北京：科学出版社，2014.

[2] 中华医学会．临床技术操作常规——超声医学分册 [M]. 北京：人民军医出版社，2003.

[3] 中华医学会．临床技术操作常规——器官移植分册 [M]. 北京：人民军医出版社，2003.

[4] ROBERTO ML, LUIGI PB, VICTOR MA. Recommendations for Cardiac Chamber Quantification by Echocardiography in Adults: An Update from the American Society of Echocardiography and the European Association of Cardiovascular Imaging [J]. J Am Soc Echocardiogr, 2015, 1 (25): 1-39.

[5] PATEL KD, COLLIER P, KLEIN AL. Modern Assessment of Diastolic Function [J]. Curr Cardiovasc Imaging Rep, 2016, 9 (10): 28.

[6] KIM IC, YOUN JC, KOBASHIGAWA JA. The Past, Present and Future of

Heart Transplantation [J]. Korean Circ J, 2018, 48 (7): 565-590.
[7] POTENA L, ZUCKERMANN A, BARBERINI F, et al. Complications of Cardiac Transplantation [J]. Curr Cardiol Rep, 2018, 20 (9): 73.
[8] BHAGRA S, PARAMESHWAR J. Outcomes following cardiac transplantation in adults [J]. Indian J Thorac Cardiovasc Surg, 2019 (5): 1-9.
[9] CHEN S, TIENRNEY E, KHUSH K, et al. Reliability of echocardiographic measurements of left ventricular systolic function in potential pediatric heart transplant donors [J]. J Heart Lung Transplant, 2015, 33 (4): 100-106.
[10] HARRINGTON JK, FREUD LR, WOLDU KL, et al. Early assessment of right ventricular systolic function after pediatric heart transplant [J]. Pediatr Transplant, 2018,22 (8): e13286.
[11] SIDDIQUE A, JAEHOON C, GEETHA B, et al. Impact of a new cardiac magnetic resonance (CMR) program on management and clinical decision-making in cardiomyopathy patients [J]. J Cardiovasc Magn Reson, 2012, 14 (Suppl 1): 144.
[12] ANTONCZYK K, NIKLEWSKI T, ANTONCZYK R, et al. Speckle-tracking echocardiography for monitoring acute rejection in transplanted heart [J]. Transplant Proc, 2018, 50 (7): 2090-2094.
[13] GODOWN J, DODD D, STANLEY M, et al. Changes in left ventricular strain parameters following pediatric heart transplantation [J]. Pediatr Transplant, 2018, 22 (5): e13166.
[14] WONG TC, MCNAMARA DM. Imaging-based surveillance for graft rejection following heart transplantation: ready for prime time ? [J]. JACC Cardiovasc Imaging, 2019, 12 (8 Pt 2): 1615-1617.
[15] CHOWDHURY SM, BUTTS RJ, HLAVACEK AM, et al. Echocardiographic detection of increased ventricular diastolic stiffness in pediatric heart transplant recipients: a pilot study [J]. J Amn Soc Echocardiogr, 2018, 31 (3): 342-348.
[16] INGVARSSON A, WERTHER EA, WAKTARE J, et al. Normal reference ranges for transthoracic echocardiography following heart

transplantation [J]. J Am Soc Echocardiogr, 2018, 31 (3), 349-360.

[17] LAKATOS BK, TOKODI M, ASSABINY A, et al. Dominance of free wall radial motion in global right ventricular function of heart transplant recipients [J]. Clin Transplant, 2018, 32 (3): e13192.

[18] GREENBERG J, TEMAN NR, HAFT JW, et al. Association of donor tricuspid valve repair with outcomes after cardiac transplantation [J]. Ann Thorac Surg, 2018, 105 (2): 542-547.

[19] SIMSEK E, NALBANTGIL S, CEYLAN N, et al. Assessment of right ventricular systolic function in heart transplant patients: correlation between echocardiography and cardiac magnetic resonance imaging. Investigation of the accuracy and reliability of echocardiography [J]. Echocardiography, 2017, 34 (10): 1432-1438.

[20] CHINALI M, ESPOSITO C, GRUTTER G, et al. Cardiac dysfunction in children and young adults with heart transplantation: a comprehensive echocardiography study [J]. J Heart Lung Transplant, 2017, 36 (5): 559-566.

[21] CRESPO-LEIRO MG, BARGE-CABALLERO G, COUTO-MALLON D. Noninvasive monitoring of acute and chronic rejection in heart transplantation [J]. Curr Opin Cardiol, 2017, 32 (3): 1.

[22] AGGARWAL S, BLAKE J, SEHGAL S. Right ventricular dysfunction as an echocardiographic measure of acute rejection following heart transplantation in children [J]. Pediatr Cardiol, 2017, 38 (3): 442-447.

[23] DANDEL M, HETZER R. Post-transplant surveillance for acute rejection and allograft vasculopathy by echocardiography: usefulness of myocardial velocity and deformation imaging [J]. J Heart Lung Transplant, 2017, 36 (2): 117-131.

[24] MCDIARMID AK, PLEIN S, ROSS HJ. Emerging imaging techniques after cardiac transplantation [J]. J Heart Lung Transplant, 2016, 35 (12): 1399-1411.

[25] KAROLINA A, SZULIK M, ZAKLICZYNSKI M, et al. Recurrent asymptomatic acute cellular rejection after heart transplantation: monitoring

with speckle-tracking echocardiography [J]. Pol Arch Med Wewn, 2016, 126 (9): 700-703.

[26] AMBROSI P, MACE L, HABIB G. Predictive value of e/a and e/e' doppler indexes for cardiac events in heart transplant recipients [J]. Clin Transplant, 2016, 30 (8): 959-963.

第五章 器官移植超声介入诊疗常规

介入超声作为一种精准、高效且无辐射的影像学有创诊疗手段，在器官移植的完整诊疗过程中发挥着重要作用。它不仅可用于明确移植器官的排斥反应程度、病变性质，还可用于改善移植器官管道系统内狭窄或梗阻、控制移植器官及其周边感染新发或扩散，此外对于器官移植前、后恶性肿瘤的过渡与治疗等也有其明显优势。介入超声在器官移植中的应用具体以组织活检、置管引流、射频消融等形式呈现。

第一节

术前准备

一、设备、器具及药品准备

应选择配有穿刺引导功能的高分辨率实时灰阶或彩色多普勒的超声仪器，可同时实现超声造影双幅模式为最佳，务求精准者可选用影像融合技术协助定位。介入操作前常规调试校正仪器，以在保证安全的前提下达到最佳疗效和最小创伤为目的。超声探头可选用4~7MHz线阵、3~5MHz凸阵及相控阵穿刺探头或附设的穿刺引导系统探头。

根据介入诊断及治疗目的的不同，选择合适器具，包括穿刺活检枪、活检针、同轴针、留置的引流导管及射频消融针、消融仪等。

建议配备多功能监护仪、麻醉机、吸氧及负压吸引相应管路、除颤仪、抢救车(包含常规抢救、麻醉、抗过敏、止血、止痛及镇静药物等)。

二、图像调整

(一) 灰阶图像调节

适当调节增益、动态范围、深度及焦点使图像清晰。

(二) 多普勒参数调节

在观察靶目标的血供时，适当提高彩色增益及壁滤波、降低速度标尺，尽量缩小取样范围，保证血流信号合理显示。

(三) 造影参数调节

在协助穿刺操作时，应注意低机械指数，不宜超过2.0，调置帧频在8~20帧/s范围内，保持最佳的微泡-组织信噪比。

三、患者准备

1. 操作前常规行凝血功能、血常规、尿常规、血生化(含肝、肾功能等)、血型、肿瘤标记物及传染病学等相关化验检查,怀疑有尿路感染时应行中段尿细菌培养。必要时行心肺功能检查,监测体温变化。

2. 了解有无抗凝血药物应用及药物过敏史,对有明显出血倾向及凝血功能障碍的患者应于术前对症或预防性处理,如抗凝血药物停用或减量。

3. 根据白细胞计数、肿瘤标记物等相关指标,适当调整免疫抑制剂使用类别、用法及用量,避免增加感染、出血、肿瘤复发恶化等风险,必要时预防性应用抗生素或改用抑制肿瘤生长的免疫抑制剂。

4. 可结合患者最新的超声造影及 CT、MRI、DSA 等影像学检查,协助制订诊疗方案。

5. 禁食、禁水 6 小时以上,腹胀明显者,应事先服用消胀药或胃肠插管减压。

6. 练习憋气,咳喘剧烈者必要时镇咳平喘。

7. 充分了解操作的必要性、流程及相关并发症和注意事项后,常规签署知情同意书。

第二节 超声引导下组织穿刺活检操作常规

一、目　的

1. 了解移植器官组织弥漫性损害程度,明确损害的病因。

2. 明确移植器官新发局灶性病变的性质、病理类型及分化程度。

3. 指导临床合理治疗及判定疗效,尤其是射频、微波等各种治疗的疗效。

二、适应证及禁忌证

(一) 适应证

1. 器官移植后排斥反应或不明原因的移植器官功能损害。

2. 需明确诊断的新发局灶性病变以及评价疗效(微创、化疗等)的新发恶性肿瘤。

(二)相对禁忌证

1. 患者一般情况差(如严重恶病质、多器官功能衰竭等)、神志不清或有精神疾病,不能耐受穿刺或剧烈咳嗽等无法配合者;

2. 凝血功能障碍、有明显出血倾向者;正在接受抗凝治疗不能停药或停药时间不够的患者;

3. 严重高血压患者;

4. 月经期、妊娠期女性;

5. 大量腹腔积液,待穿刺器官周围积液;

6. 穿刺路径感染,穿刺后易发生继发感染的患者;

7. 病灶位于器官表面、穿刺路径上没有正常器官组织的病变;

8. 肿瘤内血管丰富,或肿瘤组织邻近大血管,穿刺难以避开者。

三、常用器械

1. 可供导向穿刺的探头或导向器。

2. 无菌活检装置,包括自动穿刺活检枪(图 5-1)及一次性半自动穿刺活检针(图 5-2)等,成人移植肝组织活检通常选择 18G 活检枪或活检针,儿童可选择同类 18~20G 针型,成人移植肾组织活检一般选用 18G 活检枪或活检针,儿童可选择同类 18~20G 针型。考虑多点多次穿刺、单点穿刺难以一次成功或待穿刺病灶考虑恶

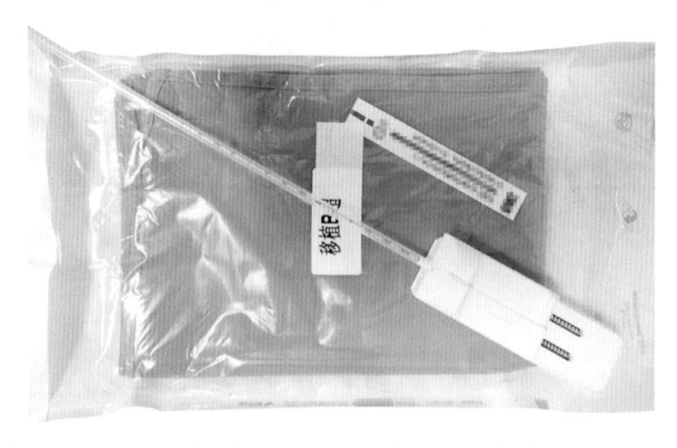

图 5-1　全自动活检枪

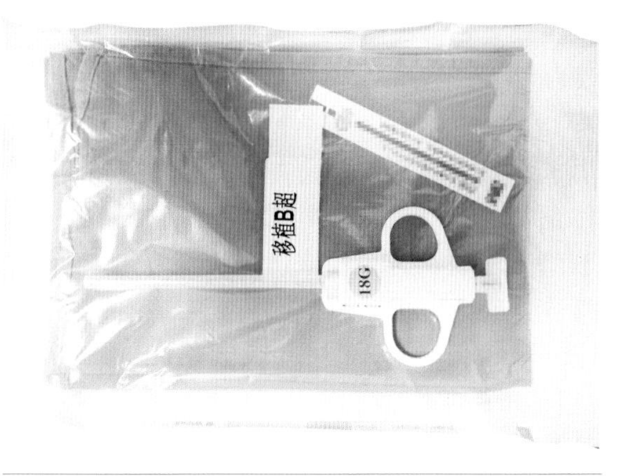

图 5-2　半自动活检针

性倾向者，可使用 18~20G 同轴定位针配合相应型号的活检枪或活检针多点多次穿刺取材。

3. 承载标本的滤纸纸片和标本盒。

4. 无菌穿刺包和探头无菌隔离套。

四、操作常规

（一）穿刺路径及体位的选择

患者选取最佳穿刺体位，通常取仰卧位或半侧卧位，避开较大的血管、肠管、胆管及膈肌、肾窦等重要器官部位，选择进针点及穿刺路径（通常选择最短路径）。原位及活体右半肝移植术后弥漫性病变活检通常选择左侧卧位下经右侧肋间隙及肋缘下路径穿刺右肝，一般取腋前线第 8 肋间和腋中线第 9 肋间为穿刺点，活体左外叶及左半肝移植通常选择仰卧位穿刺，取剑突下为穿刺入路点。肝局灶性病变可以结合术前 CT 或 MRI 影像资料，或采用实时多重融合影像技术引导穿刺，并尽可能经过正常肝组织穿刺病灶。肾弥漫性病变一般选择在肾下极皮质较宽厚处并避开肾窦回声处穿刺，肾局灶性病变也应尽可能经过正常肾组织穿刺病灶。

（二）消毒、再次定位及麻醉

常规碘伏消毒至待穿刺点周边 15cm 范围，铺无菌洞巾，用无菌隔离套包住探头后再次确定进针点及穿刺路径，1% 利多卡因局麻至肝被膜（小儿肝穿需静脉麻醉 + 局麻）。

（三）穿刺取材

1. 常规穿刺取材 穿刺前检查活检枪或半自动活检针激发装置是否工作正常，再于定位穿刺点处尖刀破皮，嘱患者屏气，超声实时引导下用活检取材装置快速进行穿刺及组织切割，肝组织活检深度通常到达肝内至少 1cm 处，肾组织活检需先测量肾皮质厚度、肾下极至皮肤的距离，尽量避开肾门处大血管及肾盂后穿刺皮质，所取组织条也应不短于 1cm。穿刺取材后，观察穿刺槽内组织的颜色、质地和长度，判断标本量是否足够（如包含的肝汇管区数目≥ 6 个等），必要时多点取材，建议不超过 2 次。

2. 同轴定位针（coaxial needle）协助穿刺 对于需要多点多次穿刺、一次穿刺取材难以成功或待穿刺病灶考虑恶性倾向者，可先用带针芯的同轴定位针经皮直接刺入至器官包膜附近，退出针芯后再插入相应型号的活检枪或活检针，按照常规流程穿刺取材，若需要多点取材时，仅移动同轴定位针针尖位置即可实现变更取材位点。

应用同轴定位针协助穿刺取材，本质在于创造了一个可以多次使用的内外侧相对隔绝的保护性针道。因此该方法可用于实现：

（1）避免多次经皮穿刺造成的表皮及皮下组织损伤。

（2）缩短重新消毒、多次经皮重复穿刺操作的时间。一次穿刺后，微调针鞘尖端方向即可多次取材，退针鞘的同时沿针鞘注入明胶海绵即可止血。

（3）降低了针道种植发生的风险。

3. 超声造影协助穿刺 对于体积较大、易出血、坏死或常规超声显示不清的局灶性病变，可采用超声造影引导穿刺，以降低肝脏局灶性病变活检的假阴性率。

（1）穿刺前超声造影：应详细记录病灶的大小、位置和形态，确认病灶内的增强区和无增强区及毗邻关系，灌注时相变化及消退时间，周边血管分布情况等，以供确定穿刺方案参考。

（2）超声造影引导穿刺方法：推荐选择实时双幅模式，同时显示组织谐波成像和超声造影成像，注射造影剂后显示病灶异常增强的区域或造影剂消退区域，避开无增强的区域，在超声造影引导下行穿刺活检，对应的组织谐波成像可以更加清晰地显示病灶和穿刺针，实时观察穿刺过程。如果超声仪器未配备实时双幅造影软件，可在超声造影后即刻转换为常规造影模式，在病灶异常增强或造影剂消退对应的区域取材。

（四）标本处理送检

标本进行相应处理，常规放入95%乙醇溶液或甲醛溶液固定，送组织学和细胞学检查。

五、常见并发症

1. **局部疼痛** 最常见，通常较轻微，不需处理。疼痛耐受较差者，可应用止痛药止痛。穿刺前对穿刺路径沿途各层次结构应充分麻醉直至器官包膜。

2. **出血** 包括肝、肾血肿、胸、腹腔出血、胆道出血等，通常出血量不多，很快会停止，需密切观察。另外有肉眼血尿时，考虑出血流入肾集合系统，应延长卧床时间，一般在24~72小时内肉眼血尿可消失，持续肉眼血尿伴肾区杂音应警惕动静脉瘘形成。血肿加重或仍有活动性出血时，可先迅速行扩容止血等抗休克治疗，然后积极明确出血原因，同时准备血管腔内介入治疗和外科手术。穿刺时避开大血管、异常血管及表浅血管，进针及退针瞬间嘱患者屏气，穿刺后嘱患者卧床制动，可减少出血的发生。

3. **发热** 一般低于38℃，可自行缓解。体温过高者，应怀疑继发感染的可能性。

4. **感染** 以局部感染多见，如膈下及腹腔脓肿。胆系梗阻及炎症也可致败血症，应及时有针对性的治疗。

5. **邻近脏器损伤** 机械性损伤导致的胆汁漏、腹膜炎、血气胸、脏器撕裂伤等，需尽早对症处理。

6. **针道种植** 发生率低。操作时应缩短穿刺针射程及穿刺距离，减少穿刺次数，同一穿刺针应严格清洁消毒后再穿刺第二针，同轴定位针的使用可有效减少针道种植发生率。

7. **动静脉瘘** 罕见，较大者需行血管腔内介入治疗。

8. 死亡 通常继发于严重的出血及感染。

第三节 超声引导下穿刺置管引流操作常规

一、目 的

1. 确定器官移植术后胸、腹腔新发积液及移植器官周边及内部积液、脓液性质；

2. 积液或脓液腔充分引流减压；

3. 有效预防及控制感染，可配合局部冲洗和药物治疗（如抗生素、激素、纤溶药、硬化剂注射等）。

二、适应证及禁忌证

（一）适应证

1. 术后超声检查可显示的胸腔、腹腔积液及移植器官周围局限性积液、脓液；

2. 移植器官内部脓肿且液化充分者；

3. 有相对安全的穿刺和 / 或置管路径。

（二）相对禁忌证

1. 出凝血功能异常、出凝血指标重度超标者；

2. 脓肿早期尚未液化者；

3. 穿刺针道无法避开肠道、肺、大血管及重要脏器者；

4. 不能除外合并感染的动脉瘤或血管瘤；

5. 体位受限、不能配合者。

三、常用器械

1. 穿刺针 14~18G，PTC 穿刺针（图 5-3），长度 15~30cm（胸腔积液和脓肿可选用 10~20cm 者）。

2. 导丝 直径0.035in(0.09cm)前端柔软呈J形的导丝(图5-3),移植器官内脓肿穿刺可选用直径0.035in(0.09cm)的超滑泥鳅导丝。

3. 引流管 7~12F(7F居多,外径相当于14G导管,即≈2.2mm),长15~30cm,前端带多个侧孔的猪尾形导管或一次性中心静脉导管。为了使引流管不易脱出,选用拉线式前端猪尾锁定的引流管更为稳妥,选用中心静脉导管需做好外固定,以防脱管。

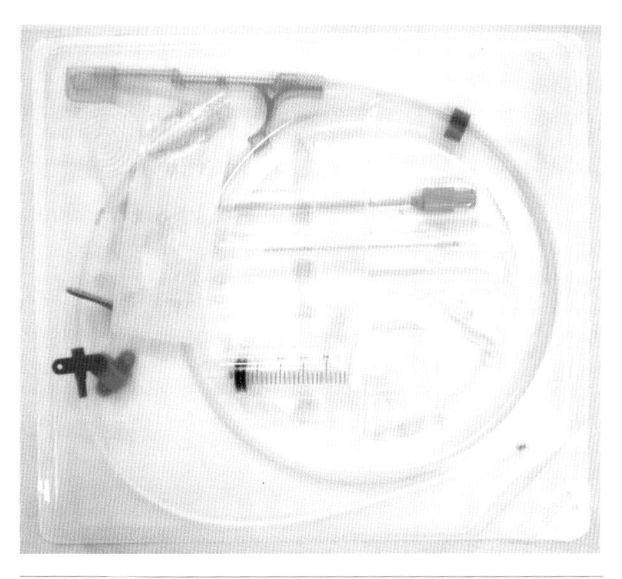

图5-3 穿刺置管套装(含穿刺针、J形导丝、单腔中心静脉导管等)

4. 引流袋 收纳引流液用,最好采用防回流式。

5. 三通管 可分别连接引流管和引流袋,方便脓液抽吸及脓腔冲洗。

6. 细胞学、组织标本及生化检测采样瓶。

四、操作常规

1. 穿刺路径及体位的选择 全面扫查选取最佳体位(如胸腔积液穿刺优先选择坐位,余者选择侧卧、半侧卧、平卧位或视实际情况而定)，选择穿刺距离最近、液体厚度最大和避开重要脏器及结构的部位做穿刺标记。胸、腹腔积液穿刺应避免损伤肋间及腹壁血管、神经，肝脓肿穿刺要选择经部分肝实质(质地正常的肝脏至少 1cm)的方式，肝包膜下脓肿也应同此操作。

2. 消毒、麻醉及选择合适穿刺治疗方法 常规消毒铺巾，局麻至足够深度，嘱患者呼吸配合(胸腔积液穿刺常选择平静呼吸中期，以避免引流管因受壁层与脏层胸膜间相对运动影响而折曲呈 Z 形，致引流不畅)。依据脓腔或积液大小(或范围)、数目、性状、分布情况及是否与胆管、消化及泌尿系统管道相通等情况，可选择：①超声引导下一次性将脓液或积液抽吸干净，再用抗生素或生理盐水反复冲洗脓腔后抽尽拔针(仅穿刺抽液未置管)；②一步法(套管针直接穿刺法或称 Trocar 法，液深≥ 3cm 时可采用)或两步法(Seldinger 法)置管持续引流，间断抗生素(甲硝唑、庆大霉素等)或生理盐水冲洗。置管引流中以两步法最常用，即将穿刺针刺入脓腔或积液，拔出针芯、抽出少量脓液或积液、插入导丝、拔出针鞘、用扩张导管扩张针道、顺导丝插入引流管，退出导丝，引流管外接引流袋并牢固固定引流管于皮肤(选用猪尾和球囊引流导管可减少引流管脱落)。

3. 引流液送检。

五、常见并发症

1. 感染扩散 对未充分液化或局限的脓肿穿刺或不适当高压冲洗，病原菌大量进入血液循环，造成菌血症甚至脓毒血症，或形成新的脓肿，以及腹膜炎发生等。

2. 出血 损伤较大血管(尤其动脉)引起，尤其注意胸腔积液穿刺时尽量避免误伤肋间动静脉。依出血位置、出血量及出血速度等选择相应的处理方法。

3. 邻近脏器损伤 可造成膈肌、肠管及膀胱损伤、血气胸等出现，故穿刺时应严选穿刺路径，避开含气的肺组织、肋膈窦，避开扩张明显的肠管、膀胱，高位脓肿要避免损伤膈肌，超声实时监测下准确引导，留意穿刺针尖位置。

4. 血管并发症 可见于肾脓肿穿刺术后，与高血压、糖尿病等慢性肾脏硬化性病变造成的肾血管收缩性减弱有关，是引起穿刺后期出血的主要原因，血管腔内介入治疗或外科手术治疗可有针对性疗效。

5. 复张后低血压及肺水肿 胸腔积液引流速度过快，胸膜腔负压骤然增大，压缩的肺组织迅速复张，肺血管顺势扩张，可造成血浆迅速外渗入肺组织间隙内，有效循环血容量骤减，因而会出现短暂的低血压和急性肺水肿表现。

6. 引流管堵塞 生理盐水冲洗后仍不通畅者，可考虑更换引流管。

第四节 超声引导下经皮经肝胆管穿刺置管引流操作常规

一、目 的

1. 移植术前受体肝脏胆道减压或姑息性引流；
2. 移植术后减轻胆汁淤积所致黄疸及肝功能损害；
3. 术后新发化脓性胆管炎时引流胆汁，控制感染；
4. 为术后因胆道狭窄行胆道造影、植入胆道支架提供良好的通道。

二、适应证及禁忌证

（一）适应证

1. 肝移植术前、后发生梗阻性黄疸，肝内三级胆管直径在2mm以上或大于伴行门静脉内径的40%，需要胆道减压引流者；

2. 胆道梗阻合并新发化脓性胆管炎，尤其是高龄和休克等危重患者，须紧急胆道减压引流者。

（二）相对禁忌证

基本同“超声引导下组织穿刺活检”。

三、常用器械

1. **穿刺针** 17G 或 18G，长 20cm 针尖呈斜面带有针芯。

2. **导丝** 直径 0.035in（0.09cm），长 40~60cm，前端柔软呈 J 形的导丝，或直径 0.035in（0.09cm）的超滑泥鳅导丝。

3. **引流管** 7~9F（7F 居多）前端卷曲成猪尾状，有侧孔；或者使用 14G 一次性中心静脉导管，同样注意外固定防脱管。

4. **扩张管** 特氟隆制，6~8F，长 10~15cm。

5. **套管针** 可选用 17G 或 18G 穿刺针，紧套于针外壁的导管为聚乙烯或四氟乙烯薄壁导管，长度与穿刺针相同，管尖呈锥形，前端可卷曲成猪尾，有侧孔。

四、操作常规

（一）穿刺路径及体位的选择

选择易扫查且距离最近的靶胆管，管径相对较粗（≥ 4mm）且迂曲较少者，同时穿刺路径注意避开大血管甚至肿瘤，穿刺针与靶胆管长轴夹角以 60°~70° 为宜。

（二）消毒、麻醉及选择合适穿刺治疗方法

常规消毒铺巾，局麻，超声引导，采用一步法或两步法完成穿刺置管引流。

1. **一步法** 超声引导下将套管针刺入胆管，见胆汁后，将针尖斜面转向肝门，导丝由针孔引入胆管内，然后向前推套管约 3cm，放入合适位置后将穿刺针和导丝一并拔出。在胆管扩张明显，且不要求置管较深的病例，可不用导丝，将金属穿刺针退出后，直接将引流管推向肝门部的远端胆管，引流管外露端缝合固定于皮肤，接无菌引流袋。

2. **两步法** 超声引导下将穿刺针刺入靶胆管，拔出针芯见胆汁，将针尖斜面转向肝门，插入导丝，拔出针鞘，用扩张导管扩张针道，顺导丝插入引流管，固定方法同一步法。该法相对更安全实用。

五、常见并发症

1. 胆汁漏和胆汁性腹膜炎 最主要的并发症，与胆道梗阻后其内压力较高、穿刺直接损伤胆管以及放置引流管不顺利或置管后短期内脱管有关。患者置管术后若出现右上腹剧痛伴明显肌紧张，强烈提示有胆漏发生，故需尽早明确是否出现胆汁引流不畅及肝周积液快速明显增多，以便及时对症处理，避免危及患者生命。

2. 胆道内出血 医源性损伤或胆管恶变后出血。出血量较大时需立即干预，封闭引流管的同时行肝动脉栓塞术。

3. 腹腔内出血 不常见，与肝包膜撕裂伤有关。

4. 菌血症 胆道内压力过高时可造成小胆管与肝血窦间形成解剖性吻合，造成感染胆汁直接流入静脉即发生术后菌血症。

5. 胆管－门静脉瘘 穿刺针道连通毗邻的胆管与门静脉，当后二者间形成压力梯度时，胆汁经针道流入门静脉后可出现寒战、高热、继而发生菌血症，门静脉血液经针道流入胆管后可形成大量凝血块，引起胆系感染和黄疸加重。临床上可采取调整引流管位置并更换更粗的引流管压迫止血。

第五节 超声引导下肝移植前后经皮肿瘤射频消融操作常规

一、目　的

1. 肝移植术前肿瘤射频消融治疗，实现将进展期肝癌减、降级，达到移植前过渡治疗目的。

2. 肝移植术后肿瘤复发射频消融治疗，以延长患者生存时间、改善患者生活质量为目的，达到姑息性治疗效果。

二、适应证及禁忌证

（一）适应证

1. 肝移植术前肿瘤针对性治疗适应证

(1)不可切除的小肝癌(首选);

(2)难以手术切除和肝动脉化疗栓塞的肝癌患者,如:毗邻一、二级胆管、胆囊、胃肠道和膈肌,同时伴肝功能差、门静脉高压不能耐受切除者;

(3)符合米兰标准者(单发病灶≤ 5cm,2~3 个病灶均≤ 3cm);

(4)乙肝肝硬化合并肝癌,肝内仅为 1~2 个小癌灶者;肝癌肝移植的条件可放宽至癌灶≤ 5cm;

(5)与经导管动脉化疗栓塞(transcatheter arterial chemoembolization,TACE)、经皮无水乙醇注射治疗(percutaneous ethanol injection therapy,PEIT)等联合应用,实现肿瘤的减、降级,达到移植前过渡治疗目的者。

2. 肝移植术后肿瘤复发适应证

(1)肝内单个或多个病灶,病灶可为多中心病灶;

(2)单病灶直径≤ 5cm,病灶数目≤ 5 个;

(3)患者一般情况良好,无严重心、脑血管疾病;

(4)无肝功能生化指标异常,且肝功能储备试验在正常范围内患者;

(5)可以随肿瘤的复发多次重复消融;

(6)联合放射性粒子碘 -125(^{125}I)靶向植入疗效显著,适用复发肿瘤 >3 个或单发直径 >5cm 者。

（二）禁忌证

1. 全身状况差,难以配合或耐受消融治疗者;

2. 多器官功能衰竭、严重凝血功能障碍、严重的胆系梗阻甚至全身感染及大量腹腔积液患者;

3. 移植前姑息治疗期,弥漫性肝癌出现肝外转移灶快速生长,难以控制,甚至出现门静脉、肝静脉、下腔静脉及肝内胆道系统癌栓者;

4. 近期有门静脉高压食管胃底曲张静脉破裂大出血者；

5. 对装有心脏起搏器者严禁实施单极射频消融，必要时可行双极射频消融，同时严密监测心律及起搏器运转情况。

三、常用器械

（一）射频消融仪

我科常用的水冷式肿瘤射频消融仪（图 5-4）。

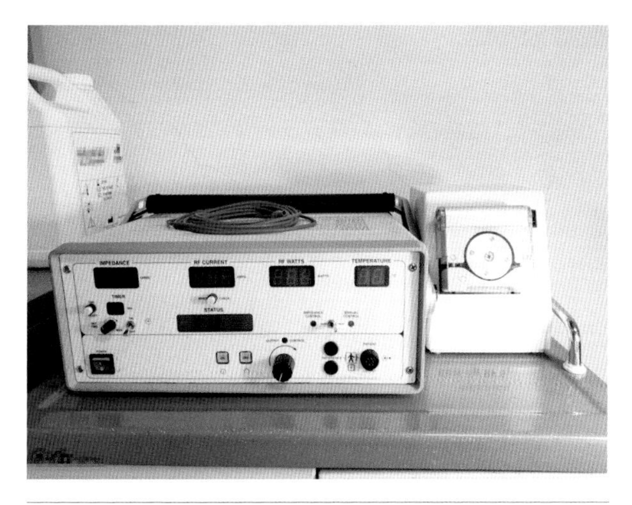

图 5-4　水冷式肿瘤射频消融仪

（二）射频消融电极种类

1. 单极射频电极　常见有 15G、18G、19G、20G 外径的消融电极（或称消融针）。针体有绝缘套，可缓解由于电场辐射分布引发的肌肉收缩；前端可无套，为工作区，活性长度为 2cm、3cm、4cm，分别对应 T20、T30、T40 三种不同型号消融针（图 5-5）。

2. 双极射频电极　用于大肿瘤，使其凝固于双极之间。

3. 多极射频电极（或称集束电极）　插入肿瘤后，根据肿瘤大小决定射频针推出多少。射频针除中心极外，可多层（余 8 个电极分两层）、均匀、同步消融，可用于直径 >5cm 的大肿瘤。

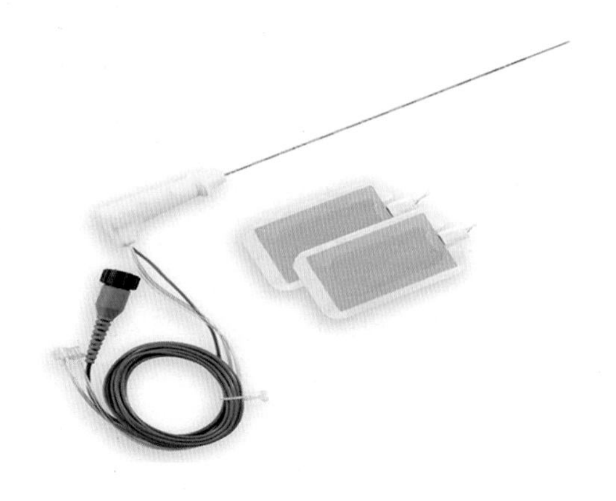

图 5-5 电极、延长线(电缆及接管)、回路极板

四、操作常规

(一)穿刺路径及体位的选择

根据肿瘤位置和穿刺进针路径,采取仰卧位或左侧卧位。

(二)消毒、麻醉

全身麻醉或静脉镇痛后,常规消毒铺巾,1% 利多卡因局麻穿刺点。

(三)选择适当方案进行消融

插入消融电极,启动能量释放,随电流加大,超声可见椭圆形凝固块,按计划逐点消融,直至覆盖整个肿瘤和安全边缘,上述过程必要时可在超声造影实时双幅模式、三维超声或融合影像导航下进行,尤其应避免对乏血供病变的漏诊、漏治。其中:①安全边缘距离 <0.5cm 的病灶,如紧邻重要组织或器官及器官表面、必要时可灵活运用生理盐水建立隔离带、导管注水降温等保护手段。②对外生性肿瘤的消融,可首先选择经正常肝实质穿刺消融肿瘤基底部后再行瘤体的消融,减少肿瘤破裂出血的风险。③对原发初治病例消融前推荐行穿刺活检。

(四)防止针道种植

退针出针时烧灼针道,预防出血和肿瘤种植,注意勿灼伤皮肤。

(五)疗效保障

操作开始前及完成后应重视超声造影的实时引导及评估作用。

(1)治疗前:注射造影剂后先对肝脏进行全面、有序、完整地扫查,然后有针对性地对消融病灶再次扫查,明确病灶的位置、数目、大小、滋养血管以及周围组织器官的关系;超声造影的三期增强模式有利于常规超声不显示或显示不清病灶的检出,对于依靠增强CT或增强MRI才能检出的病灶,对照增强CT或增强MRI的图像或采用融合成像技术,确定病灶位置,再注射造影剂后观察其增强表现。

(2)治疗中:对于常规超声显示困难的病灶,在超声造影或三维超声造影引导下,注射造影剂后肿瘤显示最清楚的时相引导穿刺;射频消融后15~30分钟可评价疗效,但需先等待消融灶内强回声团消失后再行超声造影评价。疗效满意、技术成功的标志是消融区域范围完全覆盖肿瘤,三期为无增强。若覆盖不全或肿瘤残存,表现为动脉期不规则或结节状高增强,门脉期及延迟期增强消退。这种增强模式与热消融后通常出现的充血反应带类似,但后者为消融灶周边比较完整的环形增强,应注意鉴别。

(3)治疗后:判断局部疗效的时机一般为治疗后1个月,通过增强CT或增强MRI来评估。受价格及造影剂过敏等影响,增强CT或增强MRI应用受限,故可通过超声造影进行局部疗效评估,诊断效能亦具备相当的说服力。完全消融表现为三期无增强,消融不全表现为动脉期局部结节状高增强,门脉期或延迟期减退为低增强。但超声造影仅获得二维图像,对肿瘤或消融区域的空间立体结构显示困难,三维超声造影可提高诊断效能。

五、治疗模式选择

(一)单纯消融(经皮治疗)

根据肿瘤的个数、大小、位置制定治疗方案,选择射频消融针,直径 <3cm,小于3个肿瘤可选用单电极消融治疗;直径 >5cm的单发肿瘤可选用集束电极消融治疗。

（二）联合 TACE 治疗

多血供肿瘤，肿瘤直径超过 5cm 建议联合 TACE 治疗（建议 TACE 治疗不超过 2 次）。

（三）术中及时消融

为减少肝脏移植手术中因搬动肝脏过程中的肿瘤转移，可在游离肝脏前对大血管边缘肿瘤于手术中进行大范围消融。

（四）联合放射性粒子点 ^{125}I 靶向植入治疗

消融联合放射性粒子点 ^{125}I 靶向植入治疗适用于肝移植术后复发肿瘤 >3 个或单发直径 >5cm 者。

超声引导下将 ^{125}I 粒子植入肿瘤内，其主要释放 X 及 γ 射线，射线能量为 27~35kev，半衰期 59.6 天，组织穿透能力 1.7cm，属封闭式微型放射源，可持续有效的杀灭肿瘤细胞，即近距离放射治疗。射频消融联合 ^{125}I 靶向植入是治疗肝移植术后肿瘤复发患者的有效方法。

（五）联合局部药物注射治疗

消融联合局部抗肿瘤药物注射治疗技术，适用于肝内多发肿瘤或残留病灶，可经皮注射抗肿瘤药物，延长了患者的生存期。

六、常见并发症

1. **腹痛** 多数情况下不需要干预，必要时给予止痛药治疗。

2. **出血** 多为针道出血或误伤大血管所致，在有明显出血倾向或肿瘤位于肝脏表面的患者中常见。少量出血者可行压迫止血或烧灼针道止血；活动性出血时可行动脉栓塞止血、消融止血或开腹止血；失血性休克可在输血、补液、升压的同时行选择性动脉插管栓塞止血或局部热消融止血等治疗。

3. **胆汁漏** 出现明显的右上腹剧痛、肌紧张、腹腔积液增多等胆系急腹症表现时，应高度怀疑术后胆汁漏发生。治疗务须及时，介入方法与外科手术密切配合。

4. **感染** 胆道系统异常，如胆肠吻合、胆道支架置入术后、胆道积气等是发生肝脓肿的重要因素。强调围术期无菌操作的重要性、预防性应用抗生素以及糖尿病患者严控血糖等是防治感染的有效手段。

5. 邻近脏器热损伤 轻度损伤无需处理，当出现血气胸、膈肌及胃肠道穿孔以及胆汁漏等严重并发症时，应积极采取相应治疗。

6. 肝、肾功能损害 短暂一过性地肝转氨酶、肾肌酐及尿素氮水平升高，多在术后早期内恢复。保肝保肾治疗可依据个体情况预防或针对性给予。

7. 针道种植。

8. 皮肤烫伤。

第六节 超声引导下心内膜活检操作常规

超声引导下心内膜活检，能直观显示心脏腔室及瓣膜等心肌组织结构，显示活检钳头端周围的毗邻组织，能够引导操作者把活检钳送入预定位置，同时，在采集心内膜心肌组织时，引导操作者避开重要的腱索、乳头肌或心室壁薄弱区域，最大限度地降低医源性瓣膜损伤和心脏穿孔的可能。

一、适应证及禁忌证

（一）适应证

心脏移植术后观察患者排斥反应的早期征象。

（二）禁忌证

1. 凝血功能障碍有明显出血倾向者和正在接受抗凝治疗的患者；

2. 急性心肌梗死、心室内附壁血栓或室壁瘤形成者；

3. 心脏显著扩大伴严重左心功能不全者；

4. 近期有急性感染者；

5. 不能很好配合的患者。

二、操作常规

（一）经皮右心室心内膜活检术

经皮右心室心内膜活检术常使用右颈静脉和股静脉作为血管入路，术中监测心率、心律、血压和血氧饱和度。

（二）经皮左心室心内膜活检术

经皮左心室心内膜活检术可以选择股动脉或肱动脉作为血管入路，此路径需置入动脉鞘管，并保持恒定灌注压以避免栓塞、保证动脉开放，同时还需给予肝素及阿司匹林或其他抗血小板药物。

三、注意事项

1. 心尖四腔心切面，很好地显示左右心腔的关系，观察三尖瓣的位置和结构，根据从外鞘管外口到乳头肌水平的距离，大致估计活检钳要送入的长度。

2. 外鞘管外口、上腔静脉入口和三尖瓣口并不在一直线上，将活检钳弯成一定弧度以适应上腔静脉入口到三尖瓣口的生理角度，当在四腔心切面探及活检钳声像时，固定超声探头位置。

3. 变化活检钳方向，通过三尖瓣口，当活检钳进入右心室后，触及右心室壁可诱发室性期前收缩。

4. 仔细辨认活检钳头端的毗邻组织，避开乳头肌和腱索等重要结构，采集心肌组织。

5. 对于肺气肿或桶状胸患者，心尖四腔心切面因肺组织遮挡而导致声像不清，可以改为剑突下四腔心切面。

四、常见并发症

（一）急性并发症

穿孔、心脏压塞、室性或室上性心律失常、心脏传导阻滞、气胸、大动脉穿孔、肺栓塞、神经麻痹、静脉血肿、右房室瓣损伤以及动静脉瘘形成。

（二）迟发性并发症

穿刺点出血、瓣膜损伤、心脏压塞和深静脉血栓。

第七节

术后复查

术毕穿刺点加压包扎，即刻复查超声，密切观察患者生命体征，必要时行心电监护；静卧 4~6 小时后再次复查超声，确认有无明显呼吸循环障碍、剧烈疼痛、穿刺点出血、积液量增加、血尿、黑便等情况出现。若出现并发症应及时给予相应处理，如根据药敏试验结果选用抗感染药物，通过经皮或腔内介入方式止血、溶栓、瘘瘤栓塞等，更严重者可行外科手术，直接针对病因治疗。

对于脓肿及积液穿刺、复发肿瘤消融及心内膜活检术后患者来讲，定期复查更有必要。可采取超声乃至其他多种影像学、检验学甚至细胞免疫学手段，来对治疗进行全面、客观地评估，以更好地指导下一步治疗。

（刘清华）

参考文献

[1] 中国医师协会超声医师分会 . 中国介入超声临床应用指南 [M]. 北京 : 人民卫生出版社 , 2017.

[2] 中国医师协会超声医师分会 . 中国超声造影临床应用指南 [M]. 北京 : 人民卫生出版社 , 2017.

[3] 刁广浩 , 张绍庚 , 王兆海 , 等 . 腹腔镜辅助特殊部位小肝癌的射频治疗 [J]. 肝胆外科杂志 , 2014, 22 (1): 20-24.

[4] 王众 , 唐缨 . 彩超引导下经皮移植肾穿刺活检术的临床应用 [J]. 中国超声医学工程学会成立 30 周年暨第十二届全国超声医学学术大会论文汇

编, 2014.

[5] 国家卫生计生委能力建设和继续教育中心 . 超声医学专科能力建设专用初级教材 (介入分册)[M]. 北京 : 人民卫生出版社 , 2016.

[6] 陈敏华 , 梁萍 , 王金锐 , 等 . 中华介入超声学 [M]. 北京 : 人民卫生出版 , 2017.

[7] 克里斯托弗 . 介入性超声实践指南和图谱 [M]. 尹立雪 , 译 . 天津 : 天津科技翻译出版有限公司 , 2017.

[8] 陈敏华 , GOLDVERG SN. 肝癌射频消融——基础与临床 [M]. 北京 : 人民卫生出版社 , 2009.

[9] 中华医学会 . 临床操作技术常规 —— 超声医学分册 [M]. 北京 : 人民军医出版社 , 2003.

[10] 唐缨 , 潘澄 , 王玉红 , 等 . 彩超引导肝移植患者多次反复肝组织穿刺活检安全性的评价附 350 例 (次) 肝穿病例分析 [J]. 中国超声医学杂志 , 2003, 19 (5): 375-377.

[11] 丁建民 , 经翔 , 王彦冬 , 等 . 经皮热消融治疗肝恶性肿瘤致胸膈并发症分析 [J]. 中华超声影像杂志 , 2015, 8 (24): 684-687.

[12] WANG Y, JING X, DING J. Clinical value of dynamic 3-dimensional contrast-enhanced ultrasound imaging for the assessment of hepatocellular carcinoma ablation [J]. Clin Imaging, 2016, 40 (3): 402-406.

[13] 吴薇 , 吴洁 , 武金玉 , 等 . 肝转移癌射频消融方案制定——超声造影的应用价值 [J]. 介入放射学杂志 , 2014 (6): 487-490.

[14] PEPPLE PT, GERBER DA. Laparoscopic-assisted ablation of hepatic tumors: a review [J]. Semin Intervent Radiol, 2014, 31 (2): 125-128.

[15] EVRARD S, POSTON G, KISSMEYER-NIELSEN P, et al. Combined Ablation and Resection (CARe) as an effective parenchymal sparing treatment for extensive colorectal liver metastases [J]. PLoS One, 2014, 9 (12): e114404.

[16] LEE SJ, CHO EH, KIM R, et al. Hepatectomy combined with intraoperative radiofrequency ablation in patients with multiple hepatocellular carcinomas [J]. Korean J Hepatobiliary Pancreat Surg, 2015, 19 (3): 98-102.

[17] VAN AMERONGEN M, VAN DER STOK E, FUTTERER J, et al. Short term and long term results of patients with colorectal liver metastases undergoing surgery with or without radiofrequency ablation [J]. Eur J Surg Oncol, 2016, 42 (4): 523-530.

[18] JIANG K, DONG J, ZHANG W, et al. Effect of one-off complete tumor radiofrequency ablation on liver function and postoperative complication in small hepatocellular carcinoma [J]. Eur J Surg Oncol, 2014, 40 (5): 576-583.

[19] YUNE Y, KIM S, SONG I, et al. Comparative analysis of intraoperative radiofrequency ablation versus non-anatomical hepatic resection for small hepatocellular carcinoma: short-term result [J]. Korean J Hepatobiliary Pancreat Surg, 2015, 19 (4): 173-180.

52检